CONSEILS

SUR

LA SANTÉ.

PARIS. — IMPRIMERIE DE CASIMIR
rue de la Vieille-Monnaie, n° 12.

CONSEILS

SUR

LA SANTÉ,

OU

HYGIÈNE

DES CLASSES INDUSTRIELLES,

PAR CONSTANT SAUCEROTTE,

BACHELIER ÈS-SCIENCES, ÉLÈVE DE L'ÉCOLE PRATIQUE A LA FACULTÉ
DE MÉDECINE DE PARIS.

OUVRAGE COURONNÉ

PAR LA SOCIÉTÉ

POUR L'INSTRUCTION ÉLÉMENTAIRE.

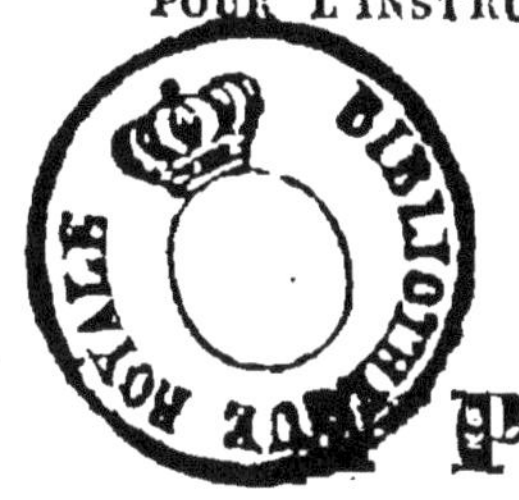

PARIS,

CHEZ LOUIS COLAS, LIBRAIRE

DE LA SOCIÉTÉ POUR L'INSTRUCTION ÉLÉMENTAIRE,

RUE DAUPHINE, N° 32.

1831.

AUX

CHEFS DE FAMILLE,

AUX INDUSTRIELS,

AUX HOMMES UTILES

DE TOUS LES ÉTATS.

Vivre, ce n'est pas jouir de l'existence.

MARTIAL.

Si la santé est le premier des biens, il est malheureusement aussi celui que nous sommes le plus exposés à perdre.

D'un côté des accidens imprévus, des dangers inévitables se rencontrent à chaque pas : l'exercice même de nos professions altère à la longue notre constitution.

D'un autre, nous la ruinons par toutes sortes d'excès; n'en sentant le prix que lorsque nous l'avons perdue, nous négligeons les soins qui peuvent la conserver : beaucoup pèchent par ignorance, faisant tous les jours les choses qui leur sont le plus contraires, sans soupçonner les maux qu'ils se préparent : c'est à ceux-là surtout que j'adresse ces avis.

J'ai rassemblé dans ce peu de pages des conseils sur les soins les plus généraux à prendre de la santé; sur les moyens de se soustraire aux inconvéniens, souvent trop graves, qu'entraîne l'exercice de chaque profession; j'ai indiqué les secours à donner aux personnes victimes d'accidens journaliers, empoisonnées, noyées, etc. Les mères y trouveront un chapitre sur les soins que réclame la première enfance. Enfin, après avoir traité des causes matérielles ou physiques qui compromettent notre existence, j'ai cru devoir présenter des réflexions sur l'influence qu'ont sur elle les dangereux préjugés, les funestes passions qui attaquent notre moral.

Les ouvrages qui existent sur cette matière sont la plupart pleins d'une érudition scientifique inintelligible pour les lecteurs auxquels je consacre cet opuscule : j'ai dû les mettre à portée d'en profiter ; c'est dans les ouvrages des grands maîtres, c'est dans leurs savantes leçons que j'ai puisé les conseils rassemblés ici : c'est à titre d'interprète que j'ose être garant de l'utilité que vous retirerez de leur pratique.

Nota. Qu'on ne croie pas trouver ici une *médecine sans médecin*, c'est-à-dire des conseils en l'air, des recettes banales pour toutes les indispositions qui peuvent nous affliger. Rien de plus dangereux, de l'avis de tous les hommes sensés, que ces ouvrages de médecine populaire, où chacun va chercher un remède à une incommodité dont il ignore et la cause, et la nature, et les conséquences, et, s'abusant sur la ressemblance de la maladie qu'il lit avec celle qu'il croit avoir, peut faire les choses les plus contraires à son mal. Lorsque l'accident est de trop peu d'importance pour avoir besoin de recourir à un homme de l'art, j'indique les moyens à prendre ; mais lorsque cet accident est de nature à mettre en danger les jours d'un homme, je donne la marche à suivre dans les premiers momens

(parce que le mal serait souvent devenu irrémédiable à l'arrivée du médecin) ; mais ces premiers soins ne dispensent jamais de recourir à ses conseils.

CONSEILS

SUR

LA SANTÉ.

LIVRE I.

DES SOINS CONSERVATEURS DE LA SANTÉ.

> Les animaux sont souvent plus sages de leur instinct que les hommes de leur raison.
>
> SAINT-ÉVREMOND.

De l'air, du choix d'une habitation.

L'AIR est, en quelque sorte, l'*aliment* le plus nécessaire à notre existence ; ce n'est jamais sans inconvénient pour la santé que nous respirons un air impur : de là naissent la plupart des maladies qui affligent l'habitant des villes. Le malaise que nous éprouvons nous avertit ordinairement de son insalubrité : ainsi, l'on se sent oppressé si l'on se trouve renfermé dans un petit espace avec beaucoup de personnes; car l'air est corrompu dans ce cas par les émanations que chacun exhale. Nous sommes fortement incommodés de l'odeur d'un marais ou de certaines vapeurs; il en résulte même fréquemment de graves accidens; nous ferons connaître plus tard les moyens d'y remédier. Les climats, les saisons, le froid, le chaud, ont sur les hommes une influence bien sensible; mais comme elle est nécessaire, que rien ne peut nous y soustraire, je ne vous en parlerai pas. Quel est le moyen le plus efficace de ne pas nous la rendre nuisible? c'est de s'accoutumer, dès son enfance, à la braver : habitans efféminés des villes, c'est là tout le secret du robuste laboureur.

Ces réflexions nous dirigeront dans le choix d'une habitation, choix que les circonstances laissent par malheur trop rarement à notre disposition. Sous ce rapport, l'habitant des villes est moins favorablement partagé que celui des campagnes; le pauvre artisan, obligé de vivre dans des rues étroites, où l'air, qui ne peut circuler, se charge de toutes sortes d'émanations malfaisantes, occupant des appartemens bas et humides, où ne pénètre jamais un rayon de soleil, y contracte, lui et sa déplorable famille, le germe des maladies les plus opiniâtres, du scorbut, des écrouelles, etc.

Mais vous, habitans des campagnes, assez heureux pour pouvoir vous soustraire à de si funestes inconvéniens, pourquoi faut-il que vous profitiez quelquefois si peu des avantages de votre situation ? Vous pourriez jouir d'un air aussi pur que salutaire, et ces mares croupissantes, ces fumiers dont vous encombrez le voisinage de vos maisons, empoisonnent celui que vous respirez, engendrent des fièvres putrides et autres maladies graves. Combien il répugne de voir dans quelques ménages, où règne la plus repoussante malpropreté, les animaux habitant pêle-mêle avec les hommes ! Cet usage n'est que trop bien établi du côté de la Bretagne. J'aurai occasion de vous dire plus loin que la malpropreté est plus nuisible qu'on ne pense à la santé.

Êtes-vous libre dans le choix de votre habitation, et, par exemple, faites-vous bâtir, voici ce qui peut assurer à votre maison les conditions les plus utiles de salubrité : Que la face (le côté où sont percées les fenêtres), regarde le levant, et soit le plus possible abritée des vents froids et humides ; éloignez-vous des cimetières, des marais, voiries et autres établissemens de ce genre ; ne vous entourez pas de plantations ni de murs trop hauts qui empêcheraient le renouvellement de l'air et entretiendraient l'humidité : vos chambres, pour être saines, seront vastes, les croisées largement ouvertes du côté du levant, le rez-de-chaussée plus élevé au-dessus du sol qu'on ne le fait ordinairement. Il y a en Bretagne des villages dont les maisons sont creusées en partie dans la terre ; les maladies épidémiques y sont très-fréquentes, et y font des ravages affreux.

Une précaution assez importante pour ne devoir pas être négligée, c'est de ne pas habiter une maison récemment construite, des chambres nouvellement blanchies ou vernies : des rhumatismes, et souvent des maladies plus dangereuses, ont été la suite de cette imprudence.

Il y a quelques moyens de rendre une contrée plus salubre ; par exemple, en desséchant les marais, en défrichant les terrains ; mais le gouvernement ou les grands propriétaires peuvent seuls penser à cette amélioration. Quant aux moyens de renouveler l'air de vos habitations, le plus simple et le meilleur, c'est d'ouvrir de temps à autre les portes et les fenêtres. Si vous étiez infectés par une épidémie, par quelque mal dont on ait à craindre la contagion, ce n'est pas, comme on le croyait autrefois, avec du vinaigre ou d'autres aromates que vous rendrez à l'air sa pureté : vos parfums ne feraient que masquer la mauvaise odeur, sans la rendre plus salubre [1].

[1] Voici les procédés dont on se sert actuellement dans les hôpitaux et autres lieux viciés : mettez dans une capsule huit onces de sel commun, une once de manganèse, quatre onces d'eau ; versez dessus la même quantité d'acide sulfurique : promenez

Des alimens, des boissons.

Le riche se nourrit de ce qui flatte son palais, le pauvre de ce qu'il trouve ; on ne s'inquiète guère du reste : cependant le choix des alimens est bien loin d'être indifférent à la santé ; et parce que votre appétit est satisfait par les uns comme par les autres, vous auriez tort de croire qu'ils ont le même effet sur vous.

Les alimens de mauvaise qualité, les viandes gâtées, le pain auquel on a mêlé de l'ivraie [1] ou du seigle ergoté [2] développent de mauvaises fièvres, le scorbut, peuvent même empoisonner. Les fruits verts, les mets trop épicés, les viandes salées, sont toutes choses fort malsaines ; le législateur

l'appareil dans les lieux infectés, ayant soin de ne pas respirer la vapeur qui se dégage. En voici un plus simple et tout nouveau : étendez dans une certaine quantité d'eau du chlorure de chaux et de soude (substances qu'on trouve chez les pharmaciens) ; laissez évaporer cette liqueur dans le lieu infecté.

[1] Le célèbre Parmentier, à qui nous devons le perfectionnement de la culture des pommes de terre, dit qu'en faisant dessécher l'ivraie dans un four avant d'en faire le pain, on lui ôte ses qualités vénéneuses.

[2] On reconnaît le pain fait avec du seigle ergoté aux taches violettes dont il est parsemé. Quant au seigle ergoté lui-même, il présente à la place du grain une excroissance recourbée en crochet, noirâtre, très-dure, c'est ce qu'on nomme l'ergot ; il a une saveur très-âcre.

des Juifs leur avait défendu de manger du porc, parce que, dans le pays très-chaud qu'ils habitaient, cette viande indigeste passait pour occasioner la lèpre et autres maladies. De nos jours encore, on fait, de l'autre côté du Rhin, des boudins blancs fumés qui ont empoisonné plusieurs personnes. Il n'est pas moins dangereux de manger les viandes de poissons trouvés morts, ou d'animaux malades : des épidémies, la peste, en ont été quelquefois le résultat. Un auteur rapporte que des jeunes gens moururent pour avoir mangé de la chair d'une vache morte avec des abcès. Il y eut, en 1689, à Venise, une maladie épidémique, qui a été reconnue provenir de ce que ses habitans avaient mangé de la chair de bœufs amenés de Hongrie, et que la fatigue du voyage avait rendus malades. Nous ferons voir plus loin combien il est imprudent de se servir d'ustensiles de cuivre dans les cuisines. On sait que les viandes noires, le gibier, le bœuf, etc., nourrissent le plus; que les viandes blanches, comme le veau et le poulet, nourrissent moins; les légumes et le poisson nourrissent moins encore : pour bien faire, il faut, dans son régime habituel, entremêler leur usage, et se nourrir des uns et des autres.

L'instinct naturel, la raison, l'expérience que nous faisons tous les jours de ce qui peut nous nuire, nous indiquent assez ce qui convient à notre tempérament, et la quantité d'alimens que nous devons prendre. Je livrerais ici à votre risée l'ignoble habitude qu'ont certaines gens de surcharger leur estomac d'une nourriture qu'il ne leur demande pas, si ces gourmands ne portaient pas déjà le châtiment de leur gloutonnerie par les maladies nombreuses qui en sont la suite; ils creusent (dit plaisamment un poète) leur fosse à belles dents.

Nous subordonnons ordinairement nos repas, non pas à l'heure où nous sentons le besoin, mais à celle où nos affaires le permettent. Quoi qu'il en soit de cette coutume bien étrange, un homme de moyen âge ne devra jamais faire moins de deux repas, et il se trouvera bien d'en faire trois; quatre et cinq ne sont pas trop pour les enfans. Il est bien préférable de faire plusieurs repas légers qu'un seul copieux. Il ne faut pas se coucher aussitôt après avoir mangé; c'est souvent la cause du cauchemar.

Je vous recommande de ne pas faire votre boisson d'une eau située près d'égouts, de latrines, ni de celle des citernes et des puits très-profonds, ni, en un mot, d'une eau qui ne sera pas fraîche, limpide et sans odeur. On est sûr qu'une eau est chargée de sels et de substances minérales, si elle dissout mal le savon et cuit difficilement les légumes. Rien de plus dangereux à boire qu'une eau corrompue. Si l'on était contraint à boire une eau impure, croupissante, il faudrait d'abord la faire évaporer sur le feu, puis la faire passer à travers un lit de charbon ou un filtre de grès, comme on en voit dans beaucoup de ménages; l'agiter avant de s'en servir au contact de l'air; car l'eau qui a perdu l'air qu'elle contenait, par l'action du feu, est lourde et indigeste.

Du sommeil, de la propreté, des habitudes.

Il est quelques habitudes de la vie intérieure, dont je ne crois pas inutile de vous entretenir, parce qu'elles ont une influence bien certaine sur la santé.

La durée de votre sommeil variera selon vos occupations, votre âge; à un homme jouissant d'une bonne santé, il faut six à huit heures. Aux personnes faibles, et aux enfans, huit à dix heures sont nécessaires. Qu'une activité mal entendue ne vous fasse pas prendre sur les heures de repos que la nature vous demande : vous ne le feriez pas sans vous en ressentir; quelques heures de plus que vous y gagneriez ne valent pas la perte de votre santé. Qu'on ne s'imagine pas non plus qu'il soit indifférent de donner au sommeil pendant le jour ce qu'on lui refuse la nuit; l'expérience a prouvé qu'on ne pouvait, sans se nuire, remplacer l'un par l'autre.

Ce n'est guère aux hommes laborieux

auxquels je destine ces conseils qu'il est nécessaire de faire connaître les inconvéniens d'un sommeil trop prolongé : sachez néanmoins qu'il énerve l'esprit et les forces ; que les dormeurs ne vivent pas vieux, et tombent le plus souvent dans un engourdissement qui les mène à une apoplexie mortelle. Si vous n'avez qu'un lit dur, consolez-vous-en ; un lit de plume, s'il flatte plus la mollesse, est très-malsain. On est souvent dans l'usage, à la campagne, d'entourer les lits de rideaux de laine ; c'est une mauvaise habitude : ces rideaux emprisonnent l'air que vous respirez, et retiennent toutes les émanations malsaines qui se répandent autour de vous.

La propreté est essentielle à la conservation de la santé ; les anciens l'avaient mise en grand honneur dans leurs institutions ; ils la nommaient une demi-vertu. Le philosophe Bacon disait *qu'elle était au corps ce que la décence des mœurs est à l'âme*. Elle doit s'étendre à tous les objets qui remplissent nos besoins, à nos alimens, à nos meubles, et à nos vêtemens principalement ; sales, ils irritent la peau, causent la plupart des maladies dégoûtantes qui y ont leur siége, comme la gale, etc. Il faut laver fréquemment les parties de notre corps qui, étant à découvert, se salissent promptement ; celles qui donnent beaucoup de sueur, comme les pieds, les aisselles (surtout quand cette sueur a une odeur désagréable). Soignez surtout la tête, sujette, chez les enfans principalement, à toutes sortes de maladies qu'engendre et nourrit la malpropreté. Un conseil que je ne négligerai pas de vous donner, c'est de prendre de temps en temps des bains, frais pour les gens forts, tièdes pour les vieillards, les femmes et les enfans. Ne vous baignez jamais en sortant de manger ; il en résulterait une interruption dans la digestion ; vous pourriez périr asphyxiés, comme on en a de trop communs exemples. Il faut que plusieurs heures se soient écoulées depuis le repas. Si l'on en croit de bonnes gens, il serait dangereux de se baigner pendant la canicule, comme il serait pernicieux de se faire saigner, de se purger à la même époque : laissez débiter ces fables à ceux qui y croient ; faites-vous purger, saigner quand votre médecin l'ordonnera ; baignez-vous quand cela sera bon à votre santé, évitant toutefois de vous exposer aux rayons brûlans du soleil, ce qui vous exposerait à un érysipèle. Ce dont il faut se garder, c'est de se baigner dans les rivières à la suite d'un orage ; des médecins estimables ont rapporté qu'il en était résulté des fièvres assez graves. En parlant de chaque profession, je ferai sentir plus loin les avantages de l'exercice. J'observerai seulement ici que les plus utiles sont ceux qui se font en plein air, qui exercent également tous les membres : la natation, par exemple, est un des plus agréables et des plus avantageux. Un exercice très-actif immédiatement après le repas ne fait pas faire la digestion, comme on le dit vulgairement; bien au contraire, il la trouble.

Un dernier mot, puisque nous y sommes, sur les habitudes : si j'ai un bon conseil à vous donner, c'est de n'en contracter aucune. D'abord elles sont toutes plus ou moins dispendieuses; nous ne sommes jamais sûrs que nos moyens pécuniaires nous les permettront toujours; nous nous exposons donc à de pénibles privations, si, par des circonstances qu'on ne peut prévoir, notre revenu ne peut y suffire. Par exemple, quel abus on fait aujourd'hui, dans toutes les classes de la société, du café, liqueur stimulante, dont l'usage est loin de convenir à tout le monde! Que de gens seraient durement privés, si les événemens le ramenaient au prix élevé où il fut sous l'empire! En second lieu, les habitudes ont cet inconvénient, qu'on ne peut s'en défaire sans danger, quelque pernicieuses qu'elles soient, si le corps s'y est accoutumé. J'ai ouï parler d'une dame qui, ayant voyagé en Turquie, s'habitua à prendre de l'opium, substance énergique dont les Orientaux usent par sensualité. Son estomac y est aujourd'hui tellement fait, qu'elle ne pourrait s'en passer sans éprouver des défaillances, des angoisses, un malaise intolérable; néanmoins l'usage de ce poison lent l'épuise d'une manière effrayante, et la conduira dans peu aux portes du tombeau, triste et inévitable nécessité des habitudes! Ce n'est pas qu'il n'y en ait de moins redoutables, mais elles sont en général plus nuisibles qu'on ne pense; celle de priser, par exemple, qui est une des plus innocentes, n'est pas sans inconvéniens; sans parler de ce qu'elle a de malpropre (quoiqu'elle soit d'usage partout), elle émousse et finit par éteindre un de nos sens, celui de l'odorat; elle détermine une irritation et un afflux continuel d'humeur dans le nez, ce qu'il serait parfois dangereux de supprimer, et ce qu'on ne peut entretenir qu'en augmentant chaque jour la prise; n'est-ce pas là une vraie sujétion [1]? Mais l'usage de fumer, de mâcher surtout, est bien autrement pernicieux: il occasionne des pertes continuelles de la salive nécessaire à la digestion; il rend l'haleine fétide, noircit et fait gâter les dents. On a vu des gens devenir idiots pour avoir fumé avec excès. Tissot, auteur éclairé qui a écrit sur la santé du peuple, assure que cette habitude abrége la vie. On lit, dans un de nos médecins célèbres, qu'un jeune homme fut frappé d'a-

[1] J'aurais contre moi trop forte partie, si je ne mettais des restrictions à ce que je dis de l'usage de priser. Je ne veux parler ici que de l'abus de cette habitude, qui, s'il en faut croire plusieurs personnes, est avantageuse à certains tempéramens.

poplexie pour avoir fumé dix-huit cigarres.

O fumeurs ! si ces lignes ne vous corrigent pas, qu'elles vous prémunissent sur le danger attaché à l'abus de vos plaisirs, et qu'elles en détournent du moins ceux qui ne les connaissent pas !

LIVRE II.

INCONVÉNIENS DES DIVERSES PROFESSIONS; CONSEILS SUR LES MOYENS D'Y REMÉDIER.

Il n'y a pas de condition si heureuse qu'on ne puisse s'en plaindre.

P. Syrus.

Si l'homme industrieux trouve dans son état les moyens de pourvoir à ses besoins, de soutenir et d'élever honorablement sa famille, ce n'est trop souvent qu'au détriment de sa santé. Il est malheureusement trop vrai que parmi les nombreuses professions qui enrichissent la société, il n'en est point dont l'exercice n'altère notre constitution d'une manière plus ou moins funeste, dans un espace de temps plus ou moins long. Mais puisque c'est une nécessité attachée à notre condition d'hommes civilisés, que d'ailleurs le fléau de l'oisiveté engendrerait des maux mille fois plus redoutables, cherchons du moins à nous soustraire autant que possible à l'influence nuisible que peut avoir sur notre santé l'état auquel nous sommes appelés. Dans cette vue j'ai cru être utile aux hommes estimables qui paient à la patrie le tribut de leur industrie, en leur signalant, en même temps que les inconvéniens auxquels les expose l'exercice de leur profession, les moyens de s'en préserver [1].

I. Conseils aux personnes que leur état force à prendre beaucoup d'exercice.

Cultivateurs, journaliers, vignerons, terrassiers, porte-faix, écuyers, courriers, etc.

Ces professions, et en général toutes celles qui exercent beaucoup le corps (surtout si c'est à l'air), exposent à des maladies moins fâcheuses que les autres. Cependant, quand on se fatigue au-delà de ses forces, on s'use, on devient vieux avant le temps. Les laboureurs et autres qui se livrent à des travaux aussi fatigans ont besoin de prendre par intervalles quelques momens de repos, de se livrer à un sommeil réparateur, de n'user qu'avec modération des plaisirs du mariage, de se nourrir de bonne viande, et autant que leur appétit ordinairement fort vif leur demandera. Qu'ils prennent de temps en temps des bains frais : rien ne délasse mieux; mais qu'ils se gardent bien de faire abus du vin, de l'eau-de-vie, surtout quand ils sont à jeun, sous le vain prétexte de se

[1] Ces conseils sont en grande partie puisés dans le savant ouvrage du docteur Pâtissier, d'après Ramazzini.

donner des forces. Que ces boissons semblent les augmenter sur le moment, je le veux bien ; mais cet accroissement de vigueur dure peu, et il est bientôt suivi de faiblesse, si vous ne recommencez à boire. Recommencez-vous, c'est bien pis encore ! vous contractez la plus funeste habitude : excitant sans cesse vos forces, vous userez rapidement votre vie. Ainsi quand vous dirigez un soufflet sur votre foyer, vous avez, il est vrai, plus de flamme; mais le bois est bientôt consumé. Ceux qui font des efforts violens, comme les porte-faix, les courriers dans les courses rapides, sont exposés à contracter une hernie, ou descente : il est prudent alors de porter un bandage. C'est une précaution qu'il ne faut jamais négliger, quand on est affligé de cette infirmité, ou bien on est exposé à voir sa hernie *s'étrangler,* accident qui peut faire périr en moins de vingt-quatre heures. Une large ceinture soulage beaucoup dans les travaux qui demandent des efforts continuels, et dans la course du cheval.

Les cultivateurs exposés à toutes les intempéries de l'air, aux alternatives brusques de froid et de chaud, livrés à un travail qui excède souvent leurs forces, faisant usage d'une mauvaise nourriture, sont en butte à de nombreuses maladies que rendent plus fréquentes encore leur négligence et l'ignorance de ce qui pourrait les prévenir.

Lorsqu'on travaille dans les champs pendant l'été, il ne faut pas rester tête nue, ce serait s'exposer à gagner un érysipèle ou un *coup de soleil*. Il est plus sage de suspendre les travaux dans le moment le plus chaud de la journée. Lorsqu'on quitte le travail étant en sueur, il ne faut pas passer dans un lieu humide, boire de l'eau fraîche : on s'exposerait à une dysenterie, à une pleurésie ou une fluxion de poitrine. L'eau à laquelle on ajoute quelques gouttes d'eau-de-vie ou de fort vinaigre est une boisson salutaire et très-désaltérante. Des savans éclairés, qui se sont occupés d'économie domestique, ont prouvé que les habitans de la campagne pouvaient faire, avec une substance qu'on nomme *gélatine*, une soupe à la fois plus économique, plus nourrissante et plus saine que celle qu'on y fait d'ordinaire [1].

Il est bien peu de personnes à la campagne qui, se sentant indisposées, ne croient nécessaire de *soutenir leurs forces*, selon leur expression, en surchargeant leur estomac d'alimens pris sans besoin, en buvant du vin chaud ou autres boissons fortes ; on ne saurait mieux faire pour aggraver son

[1] Prenez bœuf une livre, gélatine deux onces, faites bouillir ; achevez votre soupe comme à l'ordinaire en en relevant le goût par des légumes, etc. ; vous aurez la quantité de bouillon que donnent quatre livres de viande, et les deux onces de gélatine ne vous coûteront que quatre à cinq sous.

mal. Qu'on se persuade bien que la diète est un des remèdes les plus puissans; qu'elle suffit le plus souvent pour mettre fin à une indisposition passagère; qu'on se trouve beaucoup mieux de boire de l'eau d'orge que du vin chaud, et d'appeler un médecin que de prendre conseil de toutes les commères du village.

Les journaliers, vignerons, exposés aux mêmes causes de maladies, doivent prendre les mêmes précautions. Les courriers, postillons, etc., sont quelquefois obligés de porter un suspensoir pour préserver les bourses du frottement douloureux qu'occasione le trot du cheval; s'ils sont affectés d'écorchure à l'anus, il faut y faire des lotions avec la décoction de racine de guimauve, enduire les parties irritées de cérat, de beurre. S'ils éprouvent de la gêne dans la respiration, des crachemens ou des pissemens de sang, il faut qu'ils renoncent à leur profession, ou ils s'exposent à des maladies de poitrine, de la vessie, etc.

II. Des états qui obligent à rester continuellement debout.

Menuisiers, charpentiers, scieurs de long, sculpteurs, maçons, armuriers, huissiers, forgerons, serruriers.

Les professions qui obligent de se tenir continuellement debout, et surtout à la même place, causent une grande lassitude. Les bains sont salutaires dans ce cas; l'usage d'un bandage est indispensable à ceux qui sont affectés de hernies. Un des inconvéniens qui résultent le plus fréquemment de cette attitude prolongée, ce sont les *varices :* les veines des jambes grossissent, puis crèvent, occasionent par là des ulcères très-longs à guérir et se rouvrant sans cesse. Les personnes affligées de cette infirmité, ou qui y sont exposées, s'apercevant qu'après avoir fatigué leurs jambes enflent, et leurs veines forment des tumeurs sous la peau, devront porter des bas de coutil ou de peau de chien lacés autour du membre malade et le comprimant bien exactement.

III. De l'exercice forcé de quelques organes.

Crieurs publics, huissiers, chanteurs.

Les professions qui exercent beaucoup la voix, et surtout celles qui l'exercent d'une manière forcée, comme pour les colporteurs, qui *crient* leurs marchandises dans les rues, ces professions exposent à des maladies de poitrine : lorsqu'on est pris d'enrouement, qu'on crache du sang, il faut n'exercer la voix qu'avec beaucoup de réserve, s'abstenir des boissons spiritueuses. Si à cela se joignait une toux continuelle, du dépérissement, il faudrait, de toute nécessité, prendre un autre état, dans lequel on puisse garder le silence.

Horlogers, bijoutiers, peintres en miniature, ouvrières en dentelle, etc.

Ces personnes, toutes celles qui, travaillant sur de petits objets, sont obligées de tenir les yeux constamment fixés sur leur travail, sont exposées à l'affaiblissement, quelquefois à la perte de la vue. Pour prévenir ce malheur, il faut, lorsqu'on travaille, ne pas regarder trop long-temps de suite un même point, mais porter de temps en temps la vue sur les objets environnans, se laver les yeux avec une décoction émolliente lorsqu'ils deviennent rouges. Les personnes qui lisent beaucoup, qui sont exposées à la réverbération d'un foyer ardent ou d'une vive lumière, feront prudemment de porter des garde-vue ou des lunettes vertes.

IV. Conseils aux personnes que leur état force à rester assises sans prendre d'exercice.

Tailleurs d'habits, ouvrières à l'aiguille, ouvrières en petits objets, tisserands, ouvriers en soie, bonnetiers, cordonniers, portiers, écrivains, hommes de bureau, cabaretiers.

Ces professions en général sont celles qui réunissent le plus d'inconvéniens : outre le défaut d'exercice, les positions gênantes qu'il faut garder, on travaille dans des ateliers humides, malsains, à cause du grand nombre de personnes qui s'y trouvent, des exhalaisons que répandent les matières mises en œuvre, les chandelles et l'huile qu'on brûle. Les personnes qui les exercent auront soin de se tenir le moins courbées qu'il leur sera possible, changeront de temps en temps d'attitude. Elles profiteront de leurs momens de repos, des jours de fête, pour prendre de l'exercice, sortir de la ville, respirer le bon air de la campagne. Qu'elles se nourrissent d'alimens sains, mais pas en abondance; car leur estomac ordinairement affaibli ne digèrerait pas bien, s'il était trop plein : d'ailleurs, faisant peu de pertes, elles ont moins besoin de réparation. Néanmoins, qu'elles boivent un vin généreux, mangent de bon pain, des viandes rôties, renouvellent fréquemment l'air de l'atelier, et ne l'échauffent pas trop en hiver.

Les tailleurs prennent, en travaillant, une position qui, sans compter ce qu'elle a d'incommode, leur occasione des maux de reins, les dispose à des obstructions ; pourquoi ne pas travailler assis, comme cela se fait dans d'autres pays?

Les ouvrières à l'aiguille, brodeuses, lingères, etc., sont exposées à peu près aux mêmes maladies. Elles ne peuvent rien faire de mieux que de prendre de temps à autre un exercice assez soutenu pour provoquer la transpiration.

Les cordonniers, sujets à des maladies du bas-ventre, du foie, etc., se trouveront bien d'un exercice actif après leur travail journalier, de l'usage de bouillons aux herbes : leur santé demande qu'ils changent souvent de linge, se lavent et se baignent fréquemment. Si les *calus* des mains leur devenaient gênans, ils les baigneraient deux fois le jour dans une décoction émolliente.

Les tisserands, forcés de travailler dans des endroits humides et malsains, exécutant continuellement des mouvemens pénibles, sont sujets à des obstructions, des fluxions, des rhumatismes : des frictions sèches avec un morceau de flanelle leur seront utiles; les bonnetiers, comme la plupart des artisans qui travaillent assis, sont sujets à des hémorroïdes dont ils ne chercheront pas à se guérir : leur suppression amènerait des maladies plus graves. Les marchands de vin, descendant sans précaution dans leurs caves, le corps en sueur, s'exposent à des rhumatismes, à des fluxions de poitrine, et les propriétaires de cabarets doivent aérer tous les jours leurs salles, les arroser et les balayer soigneusement. Les ouvriers en soie sont exposés à toutes les causes d'insalubrité que nous avons énumérées, mais elles sont la plupart indépendantes de leur volonté : on ne peut que solliciter les chefs de fabriques à s'occuper de l'amélioration de leur sort, en rendant les ateliers plus salubres.

Les écrivains, hommes de bureau, etc., doivent écrire sur une table assez haute pour n'être pas obligés de se courber sur leur papier; ils se laveront les yeux avec de l'eau de Cologne étendue, de l'eau de roses, et porteront des garde-vue.

V. Conseils aux personnes que leur état expose à se mouiller et à vivre dans l'humidité.

Pêcheurs, bateliers, porteurs d'eau, blanchisseuses, jardiniers, teinturiers, foulons.

Ces personnes doivent user d'alimens confortatifs, et même de boissons spiritueuses, à dose modérée. Rentrées chez elles, il est nécessaire qu'elles quittent leurs vêtemens mouillés, et cherchent à transpirer en prenant un potage bien chaud ou en s'approchant d'un bon brasier. Les bas et les souliers ne conviennent pas à ceux qui ont constamment les pieds dans l'eau; car cette chaussure se pénètre d'humidité, et la retient. Il vaut mieux se servir de sabots ou de bottes faites en très-gros cuir. On préserve la partie qu'on ne veut pas mouiller, au moyen d'une toile cirée. Généralement sujets aux ulcères variqueux des jambes, ils les préviendront par les précautions indiquées précédemment. Les pêcheurs, bateliers, etc., vivant continuellement dans l'eau, sont sujets aux rhumatismes, aux fluxions de poitrine et autres maladies de ce genre. Ils pourront préserver leurs vêtemens en portant une blaude de toile cirée. Lorsqu'ils ont travaillé long-temps dans l'eau et se sont refroidis, ils feront bien de se frotter avec de la flanelle, et de boire un peu de vin. Les porteurs d'eau se trouveront bien des mêmes précautions, ainsi que les ouvriers qui travaillent dans les marais, et les jardiniers exposés aux injures de l'air.

Les blanchisseuses doivent éviter de tenir la tête penchée au-dessus des cuves de lessive bouillante; les vapeurs qui s'en élèvent ne sont pas sans danger à respirer. Elles ne laveront le linge des personnes malades, surtout d'une affection contagieuse, qu'après l'avoir exposé à l'air ou trempé dans le chlore affaibli, sinon elles courraient risque de contracter la maladie. Elles sont exposées aux suppressions des règles quand elles mettent les jambes dans l'eau pendant leur époque. Les blanchisseuses sont pour la plupart affectées de gerçures fort douloureuses aux mains; elles les baigneront dans une décoction de graine de lin, les enduiront avec de la graisse, du cérat de Galien. Il n'est pas prudent de passer la nuit dans un endroit où le linge sèche, encore moins dans celui où l'on coule la lessive. Les teinturiers s'exposeront le moins possible aux vapeurs qui sortent de leur chaudière. Ils peuvent être en proie à la *colique métallique* quand ils font usage de sels de plomb.

Les foulons, occupés à dégraisser les tissus de laine, et travaillant dans des lieux humides, sont sujets aux rhumatismes, aux maladies de poitrine, etc.; ils ont besoin de se soumettre à toutes les précautions qui viennent d'être indiquées; les frictions avec la flanelle leur sont très-utiles. Je conseille en général aux personnes affectées de rhumatismes de porter de la flanelle de la tête aux pieds.

VI. Conseils aux personnes exposées à des exhalaisons putrides, des vapeurs pernicieuses.

Il y a nombre de professions dans lesquelles, aux inconvéniens que nous avons déjà signalés, se joint le danger de respirer un air vicié par les émanations plus ou moins nuisibles des substances qu'on met en œuvre.

Vidangeurs, cureurs de puits, d'égouts, fossoyeurs, tanneurs, corroyeurs, boyaudiers.

La propreté est une des choses les plus utiles à ces personnes; car, s'il leur est impossible de détruire les qualités nuisibles de l'air qu'elles respirent, il ne l'est pas de se laver fréquemment les mains et le visage, de se baigner, de changer de vêtemens, d'éviter les excès. L'ouvrier propre, qu'on se le persuade bien, est cent fois moins exposé que ses sales compagnons à contracter des maladies. On a cherché bien des moyens pour soustraire l'ouvrier à l'influence funeste de l'air qu'il respire : mais ces moyens sont généralement plus efficaces dans les professions où il faut se garantir de poussières ténues, de particules vénéneuses. (V. à l'art. *des ouvriers sur métaux* les précautions conseillées.)

Les vidangeurs sont exposés *à la mitte*, *au plomb*, vapeurs mortelles qui s'exhalent des lieux où ils travaillent. Les propriétaires de maisons doivent donner une forme ronde aux fosses d'aisances; les gaz malfaisans n'y séjournent pas alors comme dans les angles des murs. Voici quelques précautions qui peuvent prévenir les accidens. On ouvre la fosse douze heures avant de travailler; il faut avoir soin de ne pas approcher de l'ouverture une lumière, qui pourrait enflammer les vapeurs et donner lieu à une explosion. On remuera les matières avec une longue perche avant d'y descendre, et on s'assurera qu'une chandelle allumée ne s'y éteint à aucune profondeur. Si l'on approche de trop près du corps d'un homme asphyxié dans une fosse, on tombe sur-le-champ asphyxié comme lui. Un savant conseille aux vidangeurs de fixer au moyen de rubans sur le nez et la bouche une éponge imbibée d'eau végéto-minérale, *eau blanche*.

Il faut prendre les mêmes précautions quand on travaille dans un puits, surtout après un orage, s'il est fermé depuis longtemps, profond : un plombier étant un jour descendu dans un puits, où il n'y avait que quelques pouces d'eau, pour le réparer, y tomba asphyxié, et on eut beaucoup de peine à le rappeler à la vie. Il faut y plonger une lanterne allumée jusqu'à la surface de l'eau ; si elle s'éteint, ne descendre qu'après avoir renouvelé l'air de ce puits. Mêmes précautions à prendre pour curer les égouts.

L'exhumation des corps occasione des accidens semblables : on a vu des fossoyeurs tomber asphyxiés en remuant des cadavres putréfiés. Il ne faut pas travailler sans les conseils préalables d'un médecin, quand on déterre des cadavres. Dans tous les cas, c'est à l'autorité à agir ; il suffit que les ouvriers soient prévenus du danger pour ne pas s'y exposer imprudemment. Les tanneurs, les corroyeurs, les équarrisseurs surtout, sont exposés au charbon, à la pustule maligne : vous trouverez au chapitre *des accidens produits par les animaux*, les signes qui annoncent cette maladie, et les précautions propres à la prévenir. Nous avons déjà indiqué les précautions à prendre contre les rhumatismes, dont les tanneurs, qui ont souvent les pieds mouillés, sont menacés.

Les boyaudiers, exposés à des exhalaisons infectes, doivent se soumettre au même genre de vie. L'usage des sucs d'herbes, du vin, leur convient principalement.

Cardeurs de laine, tondeurs de drap, filateurs de coton, chapeliers.

La laine qu'on carde dégage quelquefois des miasmes putrides, occasionant des maladies très-graves aux cardeurs qui y sont exposés. S'ils ont quelques raisons pour craindre un semblable accident, par exemple, si le matelas a servi à un malade mort d'une affection contagieuse, il faut exposer la laine au grand air, avant de la travailler; il est prudent même de la laver; en éloigner autant que possible la figure, qu'on peut couvrir d'une gaze ployée en plusieurs doubles, et observer rigoureusement la propreté.

Les tanneurs de drap, les filateurs de coton respirant un air chargé de particules subtiles de laine sont exposés à des maladies de poitrine : les bains tièdes, les boissons pectorales, les frictions sèches leur conviennent.

L'exercice de l'état de chapelier se compose de plusieurs opérations, qui peuvent chacune déterminer des maladies différentes; en maniant des laines sales et quelquefois gâtées, qui servent au feutrage, on est exposé aux maladies des cardeurs de matelas. Il faut donc s'astreindre au même régime qu'eux : la préparation qu'on nomme *secrétage,* laissant dégager des vapeurs mercurielles, leur fait contracter le tremblement des membres (voy. l'art. *Doreurs*). Il faut faire cette opération au grand air, se préserver des vapeurs en se couvrant la figure d'une mousseline ployée en double ou d'une éponge mouillée, comme il a déjà été dit; le lait et les alimens doux doivent constituer leur régime. Qu'ils ne manquent jamais de se laver les mains lorsqu'ils quittent le travail.

Brasseurs, fabricans de cidre, distillateurs.

Les fabricans de cidre, bière et autres boissons alcoholiques, les hommes employés à fouler le raisin, sont fréquemment asphyxiés par les vapeurs qui s'élèvent des cuves en fermentation. Nous indiquons au chapitre *des asphyxiés,* les secours à leur donner. Il faut prévenir cet accident en prenant l'air au dehors à de fréquens intervalles, en ménageant des courans dans les celliers, en ne construisant pas les cuves si hautes qu'on est dans l'habitude de le faire, et ne se tenant pas penché au-dessus d'elles.

Les distillateurs et autres personnes occupées à transvaser des boissons spiritueuses, éprouvent une forte ivresse, des maux de tête, des vertiges, etc.; elles doivent s'abstenir de ces sortes de boissons, et se livrer au repos quand elles sont prises de ce malaise. Quelques-uns leur conseillent le café.

Bouchers, cuisiniers, confiseurs, parfumeurs, chanvriers.

Les bouchers, charcutiers doivent veiller à la propreté de leur corps comme à celle de leur boutique, boire en été des acides étendus d'eau et autres boissons rafraîchissantes, asperger souvent leurs tueries.

Les cuisiniers, toujours debout, sont sujets aux varices, pour lesquelles ils porteront des bas lacés. La chaleur et la vapeur du charbon leur occasionent des maux de tête que dissipe l'exercice.

Les confiseurs éprouvent à peu près les mêmes incommodités; le sucre, la bassine surtout où ils confectionnent leurs bonbons, répand en s'échauffant une odeur âcre, contre laquelle il faut se précautionner en pratiquant des courans d'air dans leurs officines.

Les parfumeurs doivent se soustraire, autant que possible, aux émanations des substances très-aromatiques, ne les préparer que dans un local aéré, renouveler l'air de leur magasin au moyen de vasistas.

Les chandeliers sont exposés aux vapeurs âcres, qui se dégagent quand on fait fondre le suif; ils doivent rester le moins possible penchés sur les chaudières, suivre un régime doux, ouvrir les soupiraux des caves où ils travaillent, observer une scrupuleuse propreté.

On connaît l'odeur infecte du chanvre qui

rouit; les ouvriers qui le préparent pour le livrer aux tisserands, sont sujets à devenir poitrinaires, à des vertiges, maux de tête, etc. Ils ne doivent jamais travailler dans des lieux étroits et clos, boire du lait et se nourrir d'alimens adoucissans.

VII. Conseils à ceux qui respirent un air chargé de poussières et de particules nuisibles.

Boulangers, meuniers, pâtissiers, mesureurs de grains, vanneurs.

Ces personnes vivent dans une poussière habituelle qui pénètre dans les poumons, y produit à la longue des maladies fort graves. Elles doivent donc chercher à s'en préserver au moyen d'une gaze ployée sur le visage, ou d'une éponge mouillée placée sur la bouche et le nez. Les boulangers, lorsqu'ils enfournent, sont à demi nus et en sueur; ils passent quelquefois dans cet état dans des lieux froids et humides, où ils ne manquent pas de contracter des fluxions de poitrine, pleurésies, etc. La farine qui voltige dans l'air rend leurs yeux chassieux; ils doivent les laver fréquemment avec une décoction émolliente, prendre de temps en temps des bains, se rincer la bouche avec de l'eau vinaigrée. Les mesureurs de grains, sasseurs, remueront souvent les tas de blé pour empêcher qu'il ne fermente et ne répande des exhalaisons qui peuvent asphyxier sur-le-champ.

Carriers, tailleurs de pierre, plâtriers, maçons, préparateurs de tabac.

Les mêmes causes produisent encore ici les mêmes maladies, et réclament les mêmes précautions. Ces personnes se garantiront de la poudre et des particules subtiles de pierre qui sautent sous le ciseau par l'usage des éponges, d'une mousseline au devant du visage. S'ils étaient pris d'une toux opiniâtre, ils ne pourraient, sans compromettre leur existence, poursuivre leur profession.

Les carrières renferment quelquefois des vapeurs malfaisantes, qui demandent des ouvriers qui y descendent les précautions indiquées à l'article *des mineurs*. S'ils se trouvaient indisposés de l'air humide qui y stagne, ils remonteraient aussitôt, se coucheraient et chercheraient à provoquer la transpiration par quelque tisane chaude, la bourrache, le tilleul.

Ces personnes doivent, en général, travailler au grand air, se laver fréquemment les mains et la figure, porter des conserves pour préserver leurs yeux de la poussière qui les irrite.

Les charbonniers, quoique exposés à la poussière du charbon, ne s'en trouvent pas sensiblement incommodés.

Les personnes employées à pulvériser le

tabac sont sujettes à des vertiges, vomissemens, etc. La fille d'un marchand périt au milieu de convulsions pour avoir couché dans un endroit où l'on préparait le tabac. On a fait quelquefois la triste plaisanterie d'en mettre dans un verre : on sait ce qui en est résulté. Le poète Santeuil était à dîner avec des amis qui pensèrent faire une excellente *farce* en lui faisant avaler du tabac dans un verre de vin de Bourgogne : le malheureux mourut quelques heures après dans des tourmens affreux. Il est dangereux de coucher dans une chambre où se trouvent des fleurs. En général, toute odeur forte, respirée long-temps, est très-nuisible, bien qu'elle flatte l'odorat.

VIII. Conseils aux ouvriers qui mettent en œuvre des métaux ou des préparations métalliques.

Potiers, doreurs, peintres, mineurs, miroitiers, plombiers, verriers.

Les personnes qui mettent en œuvre certains métaux, le cuivre, le plomb, le mercure, l'étain, sont sujettes à la *colique métallique*, à la paralysie des poignets, au tremblement, etc. Elles doivent se mettre à un régime adoucissant, se tenir constamment le ventre libre. On a proposé divers moyens pour empêcher qu'elles ne respirent les émanations métalliques : nous avons déjà indiqué ceux dont l'emploi est le moins incommode et le plus efficace : une éponge imbibée, fixée par des rubans sous les narines et devant la bouche, une gaze ployée en plusieurs doubles devant la face. On peut garnir aussi les lunettes d'éponges fines, si l'on est exposé à des vapeurs irritantes ; les vidangeurs, les fossoyeurs, etc., feront bien de l'imbiber de quelque liquide odorant, de chlore étendu, de vinaigre, etc. Cependant ces précautions ne mettent peut-être pas à l'abri de tout danger. Un ami de l'humanité, M. d'Arcet, a trouvé le moyen de l'éviter totalement à l'aide d'un fourneau disposé de manière à entretenir un courant perpétuel, renouvelant incessamment l'air de l'atelier et emportant ce qu'il contient de nuisible [1].

Les mineurs ont à redouter trois espèces de vapeurs malfaisantes, qu'ils connaissent trop bien pour les décrire ici. Ils n'ignorent pas que la *moffette*, vapeur épaisse s'exhalant des fosses profondes, tue sur-le-champ celui qui la respire ; qu'ils sont étouffés si le *ballon*, autre sorte de vapeur, crève avant qu'ils aient pu se sauver ; que le *feu-brison* s'enflamme quand on en approche des flambeaux. Mais ce qu'ils ne doivent jamais oublier, c'est de ne pas descendre dans une

[1] Ce procédé se trouve décrit dans le mémoire sur *l'art de dorer le bronze*, par M. d'Arcet.

mine pour y travailler avant d'y avoir déjà fait descendre quelqu'un d'entre eux, couvert de linges mouillés, portant une grande perche au bout de laquelle est un flambeau allumé, qui doit mettre le feu aux vapeurs. On avance dans la mine en portant, à quelque distance devant soi, une torche qui annonce la présence d'une *moffette* quand sa lueur pâlit. Les feux-brisons, qui se présentent sous l'aspect de toiles d'araignées, sont saisis avec la main avant qu'ils aient pu s'enflammer. Les mineurs doivent se laver le corps et changer fréquemment d'habits. Les alimens de haut goût, les boissons spiritueuses leur sont avantageux. Ceux qui travaillent dans les mines de cuivre, de plomb, d'arsenic, exposés aux émanations de ces métaux, et par suite à des coliques, au tremblement, etc., doivent porter une éponge au devant du visage; dans les houilliers, une gaze ployée en double.

Les vapeurs mercurielles auxquelles sont exposés les doreurs, leur occasionent le *tremblement mercuriel*. Tous ceux qui ont fait construire dans leur atelier le fourneau dit d'*appel*, inventé par M. d'Arcet, sont soustraits à ce danger. Les doreurs ne quitteront jamais le travail sans se laver les mains, la figure, se rincer la bouche; ils changeront d'habits, préserveront leurs mains au moyen de gants faits avec une vessie : les mêmes recommandations s'adressent aux miroitiers qui mettent les glaces au tain, aux fabricans de baromètres.

Les ouvriers qui font les diverses préparations de plomb, ceux qui mettent en œuvre ce métal, les fondeurs de caractères d'imprimerie qui le font entrer dans leur alliage, les peintres qui font usage de céruse, de massicot, etc., sont sujets à contracter la *colique de plomb* et la *paralysie*. Comme cette affection débute ordinairement par la constipation et finit en même temps qu'elle, il leur est très-avantageux de se tenir le ventre libre, de faire usage d'alimens légèrement relâchans, pruneaux, épinards, d'eau miellée. On ne saurait trop leur recommander la propreté des mains, des habits, les bains, de renouveler l'air de leurs ateliers. Les potiers qui emploient des vernis où entre le plomb, les potiers d'étain qui façonnent ce métal, contractent souvent les mêmes maladies; les verriers n'en sont pas exempts lorsqu'ils colorent le verre avec des préparations de plomb : ils doivent faire usage du *fourneau d'appel*. La chaleur vive à laquelle ils sont exposés les rend sujets aux maladies de poitrine : ils doivent faire usage d'alimens doux et relâchans, ne pas sortir de leurs ateliers à demi nus.

Conseils aux ouvriers qui travaillent le cuivre, *chaudronniers*, *épingliers*, *graveurs sur cuivre;* **ouvriers qui travaillent le fer :** *serruriers*, *forgerons*, *armuriers*, *maréchaux*.

Les ouvriers qui travaillent le cuivre, les chaudronniers principalement, éprouvent, sous l'influence des émanations de ce métal, une colique assez semblable à celle des ouvriers en plomb. Ils doivent s'astreindre aux mêmes précautions : le laitage, les boissons miellées leur sont utiles; si les coliques revenaient souvent, il faudrait abandonner cette profession qui finirait par les faire périr. La même remarque s'applique à ceux qui travaillent le plomb, le mercure. Les ouvriers qui travaillent le fer ont fréquemment les yeux enflammés à cause de la lumière éclatante du métal qui sort de la forge : ils ne peuvent malheureusement porter des lunettes vertes, qui les empêcheraient de juger du degré de rougeur où le métal est parvenu : ils ne négligeront pas du moins les lotions avec de l'eau pure : souvent une parcelle métallique saute dans l'œil et cause une inflammation qui ne cède qu'à l'extraction du petit corps. Ces ouvriers ne se précautionnent pas assez contre les changemens de température ; ils passent sans précaution du feu de leurs forges dans des lieux très-froids, à demi vêtus. Ils doivent se nourrir d'alimens doux et rafraîchissans.

LIVRE III.

INSTRUCTIONS SUR LES ACCIDENS QUI ARRIVENT JOURNELLEMENT, ET DES MOYENS D'Y REMÉDIER.

> Tant de dangers menacent notre vie, que la connaissance des secours qui peuvent nous y soustraire devrait être la plus familière.

Ce livre contient les secours à donner aux personnes empoisonnées, mordues par des animaux enragés ou venimeux, aux noyés, asphyxiés, brûlés ; des réflexions sur les inhumations précipitées.

PREMIÈRE SECTION.

DES EMPOISONNEMENS.

I. Empoisonnement par les champignons.

Qui n'a pas entendu parler de familles entières empoisonnées pour avoir mangé des champignons vénéneux ! ce qui rend cet accident malheureusement trop fréquent, c'est qu'on n'a pas de moyens bien certains de les distinguer de ceux qui ne sont pas nuisibles. Le plus sage parti serait donc de renoncer à un aliment, que tant d'autres plus sains et moins dangereux peuvent remplacer. Les gens de la campagne, habitués à recueillir ces plantes, se trompent assez rarement dans leur choix. Cependant, comme ils ne sont guidés que par une routine qui peut se trouver en défaut, on peut désirer connaître, pour sa propre tranquillité, les moyens de s'assurer de leur nature; voici les conseils que dicte la prudence : ménagères, c'est à vous surtout que je m'adresse, méfiez-vous des champignons qui laissent dans la bouche un goût désagréable ou amer; de ceux qui ont une odeur fétide; de ceux qui sont remplis d'un suc blanc semblable à du lait. Rejetez les champignons qui croissent dans les endroits humides, qui sont eux-mêmes imbibés d'humidité, ont un aspect sale et dégoûtant. N'employez jamais ceux qui changent de couleur quand on les entame. On a remarqué qu'en général les champignons d'une couleur rouge de sang ou d'un jaune citron, sont malfaisans. Ne les croyez pas innocens parce que vous trouverez des vers sur eux; car bien des animaux se nourrissent de substances qui sont de dangereux poisons pour l'homme. Il ne faut pas récolter le champignon avant qu'il ait passé fleur, mais quand il est encore jeune, compacte, cassant, sec. Il vaut mieux couper les tiges près de terre, que d'arracher toute la plante. On assure qu'ils ne peuvent pas nuire quand ils ont trempé dans de l'eau à laquelle on a mêlé un peu de vinaigre, et qu'on a soin de jeter ensuite; je ne ferais pas l'expérience. Ce n'est qu'après six, douze heures même qu'arrivent le plus souvent les accidens chez les personnes empoisonnées par cette plante. Quand on ressent les premières douleurs, il faut se hâter d'appeler le médecin : lui seul peut savoir ce qu'il est à propos d'administrer. Cependant, s'il n'était pas là sur-le-champ, vous pourriez, en toute sécurité, faire prendre à la personne empoisonnée deux ou trois grains d'émétique, dissous dans deux verres d'eau, pour expulser les matières de l'estomac. Les secours demandent d'être administrés en toute hâte; mais les soins du médecin sont indispensables dans un malheur que nous savons, par une triste expérience, avoir presque toujours été mortel, quand les secours n'ont pas été donnés à temps.

II. Méprise à laquelle expose la ressemblance de la ciguë avec le persil.

Je dois vous indiquer une méprise à laquelle on est exposé et qui peut avoir les résultats les plus graves. La plante nommée *ciguë des jardins* ou *faux persil* a tant de ressemblance avec le persil dont nous assaisonnons nos alimens, qu'on peut, si l'on n'y prend garde, cueillir l'une de ces plantes pour l'autre. La ciguë, un des plus violens poisons, croît dans les jardins potagers, comme le persil, ce qui rend la méprise plus commune. Vous distinguerez néanmoins, avec un peu d'attention, la plante vénéneuse, surtout si elle montre sa fleur d'un beau blanc, tandis que celles du persil sont d'un jaune verdâtre. S'il n'y a pas de fleurs, remarquez la tige : celle de la ciguë est d'un vert bleuâtre, tachetée de noir violet; celle du persil d'un beau vert. Les petites feuilles de celui-ci sont plus étroites, plus pointues; celles de la ciguë plus larges. Enfin, un caractère invariable, propre à la distinguer, c'est l'odeur : celle de la plante vénéneuse est désagréable, celle de la plante alimentaire offre un parfum léger qui plaît.

III. De l'emploi du zinc et du cuivre dans l'économie domestique.

Il n'y a personne qui ne sache combien il est dangereux d'employer dans les cuisines des vases de cuivre, à cause du vert-de-gris dont ils se recouvrent facilement. Non-seulement les femmes de ménage ne doivent jamais préparer des alimens dans des ustensiles de ce métal; elles doivent veiller encore à ce que leurs casseroles soient bien étamées, sinon, lorsqu'on y mettra du vinaigre, de l'oseille, toutes sortes d'acides ou de graisses, il se formera du vert-de-gris, surtout si on laisse refroidir dans ces casseroles les alimens qui y ont été cuits. On a vu des personnes fort incommodées pour avoir mangé de la salade assaisonnée avec du vinaigre contenu dans de petits barils de cuivre. Quelques personnes ont la pernicieuse habitude de préparer leurs cornichons dans des vases du même métal; j'en ai vu résulter les mêmes accidens. Dans aucun cas, ne buvez un liquide contenu dans des vases de métal couverts d'une poudre verte. Si l'on éprouve des coliques, des vomissemens après avoir mangé des alimens préparés dans du cuivre, il faut faire délayer douze à quinze blancs d'œuf dans deux pintes d'eau, en boire un verre à chaque deux ou trois minutes, pour faire rejeter le poison par le vomissement. A défaut d'œufs, on boira du lait en abondance, et, à défaut de lait, de l'eau sucrée, de l'eau de gomme, etc.

Le zinc est employé utilement à faire des baignoires; mais ce métal doit être proscrit comme ustensile de cuisine, car l'expérience prouve que les acides tels que le vinaigre, que les graisses, le beurre l'attaquent et le rendent vénéneux. Les secours à donner dans un empoisonnement de ce genre sont les mêmes que dans celui par l'arsenic.

IV. De l'empoisonnement par l'arsenic.

Il y a une poudre blanche, semblable à du sucre en poudre, mais plus pesante, facile à confondre avec bien d'autres corps, et qu'il est du plus grand intérêt que vous connaissiez, car elle est dans les mains de tout le monde : cette poudre, c'est l'arsenic blanc, nommé aussi chaux d'arsenic, mort-aux-rats. Voici les caractères à l'aide desquels vous la reconnaîtrez : elle est plus pesante que toutes les poudres auxquelles elle ressemble ; jetez-la sur des charbons ardens, elle se répandra en vapeurs blanches qui auront l'odeur d'ail ; il en arrivera de même pour l'arsenic noir, désigné vulgairement sous le nom de poudre à tuer les mouches.

Si vous vous trouvez dans le cas de secourir quelqu'un empoisonné par cette substance, faites-lui boire de l'eau sucrée ou de l'eau tiède en abondance, jusqu'à ce que l'estomac rempli vomisse le poison avec le liquide. Pendant que vous administrerez ces premiers secours, envoyez chercher un médecin.

V. Empoisonnement par des préparations de plomb.

Nous avons dit que les vins étaient souvent falsifiés dans les grandes villes avec des substances qui leur communiquaient des qualités vénéneuses ; pour reconnaître ces altérations, il faut être chimiste exercé ; cependant, si vous aviez quelque raison pour croire qu'un vin contient de la litharge, vous le goûterez : s'il a une saveur douceâtre, si, en y versant quelques gouttes d'huile de vitriol (acide sulfurique), il se forme un trouble dans la liqueur, puis qu'un dépôt blanchâtre se ramasse au fond, il est très-probable que ce vin contient du plomb ; abstenez-vous d'en boire.

Si l'on ressentait des coliques, et qu'on eût quelques raisons de les croire dues à des vins ainsi falsifiés ou à des préparations de plomb quelconques, si communes dans les arts, le minium, la céruse, etc., vous délaieriez une once de plâtre, ou de sel d'Epsom, dans une pinte d'eau, et feriez boire cette eau à la personne empoisonnée pour la faire vomir. On peut aussi donner de l'eau de puits. Quand on présume que le poison a été complètement rendu, on fait boire de l'eau sucrée.

Il ne faut pas non plus se servir d'ustensiles de plomb dans les usages domestiques ; cependant quand il est allié à l'étain, il n'est plus vénéneux. Souvenez-vous qu'il est fort dangereux de boire de l'eau de puits puisée dans des vases de plomb, ou de l'eau gardée dans des vases de ce métal, et exposés à l'air. On a vu survenir des accidens à des personnes ayant bu de l'eau de pluie qui avait simplement traversé des gouttières de plomb.

VI. Empoisonnement par certains acides, et par des alcalis.

L'acide sulfurique, vulgairement huile de vitriol, bleu de composition, quand on y a dissous l'indigo, étant d'un usage très-fréquent dans les arts, il arrive souvent des empoisonnemens par ce liquide, soit par méprise et imprudence, soit par des malheureux qui veulent se détruire. Il en est de même de l'eau forte (acide nitrique, eau seconde des graveurs). Si l'on n'est secouru sur-le-champ, on périt en peu de temps dans les plus horribles douleurs. Il faut faire dissoudre une demi-once de savon dans une pinte d'eau, faire boire au malade un verre de cette dissolution à chaque minute. Il faut que le malade vomisse et rejette le poison avant qu'il n'ait eu le temps de brûler l'estomac. A défaut de savon, on peut délayer de même une once de craie dans la même quantité d'eau, ou, mieux encore, la magnésie calcinée, terre blanche qu'on trouve chez tous les droguistes.

Si l'empoisonné n'avait pu être secouru sur-le-champ, ces secours ne seraient plus d'aucune efficacité ; il faudrait alors faire boire en abondance une décoction émolliente, soit de racine de guimauve, soit de graine de lin, de l'eau gommée, etc. On donnerait des lavemens avec la même boisson.

La potasse caustique, ou pierre à cautère, la soude caustique ou lessive des savonniers, l'alcali volatil, toutes substances journellement entre les mains des ouvriers qui peuvent en ignorer les dangers, sont des poisons non moins violens que les acides. Mais ici, on ne ferait rien avec de l'eau de savon ou de la craie. C'est au citron ou au vinaigre qu'il faut recourir : on mettra dans un verre d'eau le jus d'un citron ou deux cuillerées de vinaigre ; on fera boire un pareil verre à chaque trois ou quatre minutes. Ici, comme ailleurs, j'indique les premiers secours à administrer en attendant qu'on envoie quérir le médecin, car il y a d'autres soins à donner au malade après de pareilles secousses ; mais si l'on attendait toujours son arrivée, il serait souvent trop tard pour sauver la victime.

DEUXIÈME SECTION.

DES ACCIDENS CAUSÉS PAR DES ANIMAUX ENRAGÉS OU VENIMEUX.

I. Secours à donner aux personnes mordues par un animal enragé.

C'est dans les étés brûlans et dans les hivers très-froids que se développe le plus souvent le fléau de la rage : c'est alors qu'il faut redoubler de surveillance et prévenir des malheurs par la mort de l'animal qu'on en croit atteint. Cette maladie se développe spontanément chez les loups, les renards, les chats, les bœufs, les chevaux, les cochons, etc., mais c'est chez les chiens qu'elle est le plus fréquente. Lorsqu'elle se déclare chez cet animal, il est d'abord triste et languissant pendant quelques jours; il se cache, il recherche l'obscurité; il n'aboie plus, grogne sans cesse, refuse de boire et manger. Bientôt il quitte la maison de son maître, il court de côté et d'autre, il semble parfois chanceler : son poil est hérissé, sa langue sort de sa gueule inondée de bave, sa queue se recourbe entre ses jambes. Il a horreur des liquides, il cherche à mordre tout le monde, son maître lui-même. Enfin il succombe au bout de vingt-quatre à quarante-huit heures dans les convulsions; son cadavre répand l'odeur la plus infecte, il faut avoir bien soin de l'enterrer profondément. Si l'on avait touché l'animal, on laverait la partie avec de l'eau vinaigrée. Il faut laver aussi les objets qui l'auront touché, l'endroit où on l'aura renfermé, avec de l'eau dans laquelle on délaiera de la chaux vive. Bien souvent les personnes mordues n'éprouvent pas d'accès avant le quatrième jour; cependant il n'est plus temps d'administrer des remèdes à cette époque. Il faut, aussitôt qu'on vient d'être mordu, découvrir la plaie, en laisser couler le sang, la laver avec de l'eau salée, faire appliquer ou appliquer soi-même sans hésitation un fer rougi à blanc [1], ou quelque caustique, comme l'huile de vitriol qu'on introduira entre les lèvres de la plaie ; mais sur toute chose, avoir bien soin de la toucher dans toute sa profondeur et son étendue, car figurez-vous qu'on n'aurait rien, absolument rien fait pour sauver le malade, si quelques points n'avaient pas été atteints par le caustique. Quand on aura brûlé suffisamment les chairs, on les recouvrira avec du linge enduit de cérat ou de beurre frais. Une précaution qui n'est pas à négliger, c'est de laver les vêtemens traversés par la dent de l'animal, et qui ont dû être imprégnés de sa salive, liquide dans lequel semble exister le venin de la rage.

Voilà ce que la prudence et votre sûreté demandent : quand vous aurez porté ces premiers secours qui ne peuvent être différés sans perdre leur efficacité, attendez avec tranquillité et confiance votre médecin.

Les animaux enragés périssent bien plus vite que l'homme ; il faut qu'ils soient séparés du bétail. On rasera les poils à l'endroit de la blessure, et l'on se comportera comme nous l'avons indiqué plus haut. Si c'est une oreille, une queue qui aient été mordues, on

[1] Le fer, dans cet état, brûle plus promptement et avec moins de douleur qu'à une moindre température.

retranchera ces parties, et on portera le fer rougi sur la plaie qui résulte de leur séparation. Il ne faut pas dépouiller un animal mort de la rage ; nous avons déjà dit ce qu'il en fallait faire, et les précautions qu'avaient à prendre les personnes qui l'avaient touché.

Si je vous parlais ici de tous les remèdes secrets, de toutes les recettes merveilleuses qu'on a vantés comme des préservatifs certains de la rage, je trouverais bien matière à faire un gros volume : ce qui prouve assez l'insuffisance de ces drogues, car si l'on en avait trouvé une bonne, on aurait été trop heureux de s'y tenir. Si j'en fais mention ici, c'est pour que vous sachiez ce qu'il faut en penser, pour vous recommander instamment, dans votre intérêt, de ne pas repousser, par une timidité que vous paieriez bien cher, ou par une crédulité aveugle dans la vertu de certains remèdes, le seul préservatif reconnu jusque aujourd'hui comme assuré, le feu. Les amateurs du merveilleux me citeront bien des cures produites par des moyens extraordinaires ; ils rapporteront même des guérisons dont ils ont été les témoins! Un de nos célèbres chirurgiens raconte qu'un brave curé de village possédait une certaine clef, qu'on disait dans le pays avoir été apportée du ciel par un saint ; il suffisait d'en toucher la morsure pour guérir radicalement..... Or, savez-vous comme? Le bon curé la portait sur la plaie après l'avoir fait rougir au feu. Il savait bien que toute la vertu de ce talisman résidait dans la chaleur qu'il lui communiquait ; mais n'ignorant pas combien la confiance est salutaire dans cette maladie, il ne voulait pas la diminuer chez les bonnes gens qui étaient persuadés guérir par la sainteté de la clef.

II. Moyens de remédier aux accidens produits par des animaux venimeux ou malsains.

La France, jouissant d'un climat tempéré, nourrit fort peu d'animaux venimeux, qui semblent le partage des pays chauds. Il en est cependant dont la morsure ou la piqûre occasionent des accidens assez sérieux pour réclamer des secours prompts ; de ce nombre, et en première ligne, est la vipère, reptile d'une couleur grisâtre, avec deux rangées de taches brunes disposées en zig-zag le long du dos ; n'ayant pas dans nos climats plus de deux pieds de longueur, les habitans de la campagne la confondent facilement avec la couleuvre ; dans celle-ci, le ventre est marqué de taches jaunes et bleuâtres, tandis qu'il est garni dans la vipère d'écailles noirâtres. Cet animal fait à l'imprudent qui l'a foulé aux pieds sans s'en apercevoir, une morsure dans laquelle il verse un venin qui produit bientôt des accidens alarmans, si l'on n'y porte secours. Ces secours sont différens selon la gravité du mal. S'il n'y a qu'un peu de gonflement à la partie, sans que la personne mordue se sente fortement incommodée, on se bornera à verser dans les bords de la petite plaie qu'on tiendra écartés deux ou trois gouttes d'alcali volatil; recouvrir la blessure avec une compresse imbibée de la même liqueur, un peu affaiblie avec de l'eau; bassiner tout le membre avec de l'huile d'olive tiède. On placera le malade dans un lit bien chaud, et on cherchera à le faire suer, en lui donnant une tisane faite avec une infusion de fleurs de sureau ou d'oranger, ajoutant dans chaque verrée cinq à six gouttes d'alcali volatil. A défaut de cette tisane, on fera boire un verre de bon vin; on renouvellera l'administration de ces boissons six à huit fois dans la journée. Mais si la blessure est plus grave, si le malade éprouve des défaillances, des vomissemens, il faut, sans hésiter, brûler la plaie avec un fer rougi à blanc; ou bien, on fera une espèce de pinceau avec de la charpie; on le trempera dans l'huile de vitriol, et il sera appliqué à plusieurs reprises sur la partie. Il est bon de brûler un peu plus loin que la plaie, on est plus sûr d'avoir détruit tout le poison.

Les piqûres des abeilles, des guêpes, des frelons surtout, occasionent quelquefois du gonflement, beaucoup de douleur, de la fièvre. Il faut, en pareil cas, enduire la partie d'huile, ou, mieux encore, d'un mélange que vous ferez en agitant ensemble deux cuillerées d'huile et une d'alcali volatil. Si l'aiguillon est resté dans la plaie, qu'il se forme une petite grosseur, il faut chercher à l'en retirer avec la pointe d'une épingle ou des pinces très fines, puis laver la partie avec de l'eau. On prétend que l'aiguillon du frelon ne reste dans la piqûre que lorsqu'on s'agite violemment, et qu'on force l'animal à fuir avec précipitation. Les piqûres des petits insectes nommés *cousins* ne causent, pour la plupart du temps, qu'une démangeaison incommode ; mais, quand elles sont très-multipliées, elles produisent de l'enflure, et même de la fièvre : il suffit de laver les parties malades avec de la salive, de l'eau vinaigrée, ou de l'huile, du beurre. On boira, de quart d'heure en quart d'heure, une infusion de fleurs de sureau ou de fleur d'oranger.

Les morsures d'araignées, animaux pour lesquels quelques personnes ont tant de dégoût et de frayeur, ne sont nullement venimeuses : elles produisent quelquefois un peu de gonflement, ou une petite tache livide ; on se contentera de laver l'endroit avec de l'eau vinaigrée. Il y a, en Italie, une espèce d'araignée assez commune, les tarentules, sur lesquelles on a débité les contes les plus ridicules. On prétendait que sa morsure était mortelle, mais qu'on pouvait dérober les personnes atteintes au danger en les faisant danser au son d'une musique mélodieuse. La vérité est que la morsure de cette espèce peut produire un gonflement auquel il est facile de remédier, et rien de plus.

Permettez-moi quelques réflexions sur les épizooties [1]; elles ne me feront pas sortir de mon sujet, car les maladies des animaux en occasionent souvent chez les hommes; les moyens de les éviter rentrent dans des conseils de salubrité publique. N'est-il pas honteux de voir, dans un siècle où l'instruction répand partout ses bienfaits, des hommes assez ignorans ou assez superstitieux pour attribuer à des sortiléges, à des maléfices, les maladies qui ravagent leur bétail! Il n'y a pas long-temps que les journaux amusaient leurs lecteurs d'une accusation que les habitans d'un certain village intentaient à une bonne femme, qu'ils prétendaient jeter un sort sur ses voisins, de manière à ce que rien ne leur prospérait : elle eût pu leur répondre comme ce cultivateur romain, accusé par d'envieux ennemis d'employer des charmes pour faire d'abondantes récoltes, et qui, pour toute défense, présenta aux juges ses enfans endurcis dans le travail, sa charrue, ses instrumens aratoires, disant : « Voilà mes sortiléges! » On pourrait dire de même aux hommes qui se livrent à de telles croyances : « La malpropreté de vos étables, la mauvaise qualité de vos fourrages, les travaux

[1] Contagion s'étendant chez les animaux.

dont vous épuisez vos bêtes de somme, voilà ce qui jette sur vous un mauvais sort! Par quels charmes ferez-vous prospérer vos biens, éloignerez-vous les maladies contagieuses? En ne donnant pas à vos bestiaux des fourrages remplis d'insectes, rapidement séchés au soleil; en ne les logeant pas dans des endroits bas et humides, mais aérés, ni trop chauds, ni trop froids; en inclinant le sol de vos écuries de manière à ce que les urines s'écoulent, et ne s'y putréfient pas; en lavant à grande eau l'étable, crépissant les murs, nettoyant les auges et les crèches. Il ne faut pas accabler vos bêtes sous le poids du travail, et les laisser ensuite long-temps dans l'inaction. Ne croyez pas que des cochons ou des boucs rendent l'air des étables plus salubre; l'odeur qu'ils exhalent ne peut que corrompre l'air dans lequel ils respirent. »
Un animal tombe-t-il malade, les premiers soins à remplir, c'est de l'isoler des autres. C'est dans ces circonstances, qu'une aveugle crédulité est le plus souvent dupe d'un charlatanisme effronté. D'adroits escrocs, qui n'ont d'autre talent que celui de le faire croire aux autres, parcourent les campagnes, prétendant opérer des cures par des moyens merveilleux, et, chose étonnante, mais trop vraie! ils obtiennent souvent plus de confiance que des vétérinaires expérimentés, sortis des écoles où le gouvernement leur donne une instruction solide et étendue; mais c'est

toujours à ces hommes estimables que les gens sensés s'adressent. Il faut mettre bien de la prudence dans l'emploi des dépouilles d'animaux morts pendant une épizootie; souvent il est nécessaire de les enterrer à une grande profondeur, avec poil et cuir, comme on dit. Le lait de vaches qui avaient des aphthes a communiqué la même maladie aux personnes qui en usaient. Il faut prendre dans ces circonstances l'avis du médecin.

Précautions à prendre avec les animaux morts du charbon.

Le charbon est une maladie pestilentielle fort bien connue dans les métairies, se développant dans les temps chauds et humides chez les animaux qui sont mal nourris, vivant dans des endroits marécageux. Leur chair est comme pourrie; ils communiquent leur infection à celui qui les touche. Il faut y prendre garde. Cette maladie commence si légèrement qu'elle n'occupe pas d'abord : le malade ne s'aperçoit du danger et ne recourt au médecin que quand ses jours sont déjà menacés. On sent un picotement dans quelque partie du corps; il s'y forme une petite cloche de la grosseur d'un grain de millet; elle noircit; bientôt on voit s'élever une tumeur : la maladie devient générale, et souvent, si l'on n'est secouru, on périt dans un état de gangrène de tout le corps. Les bouchers, tanneurs, bergers, tous ceux qui tondent, manient la laine des animaux morts d'une maladie putride, sont exposés au charbon : ils auront donc la précaution de laver avec de l'eau vinaigrée les mains et toutes les parties qui auront touché ces dépouilles.

TROISIÈME SECTION.

DES ASPHYXIÉS.

I. Secours à donner aux personnes asphyxiées par la vapeur du charbon.

Cet accident très-fréquent est souvent occasioné par l'usage que des personnes peu aisées font du charbon pour se chauffer. La mort en est un résultat trop commun.

Lorsqu'une personne, se trouvant dans un endroit où brûle du charbon, commence à éprouver de violentes douleurs de tête, de la difficulté à respirer, et tombe dans un abattement semblable à la mort, il faut d'abord porter cette personne au grand air, la débarrasser de ses vêtemens, la coucher sur le dos. On lui fait boire de l'eau vinaigrée, on en fait des aspersions sur le visage et la poitrine; on en mouille des linges dont on frotte le corps; on essuie, puis on recommence les frictions à diverses reprises. On place sous le nez une allumette soufrée qui brûle, ou toute autre substance dont l'odeur soit irritante. On peut chatouiller l'intérieur des narines avec une barbe de plume, donner un lavement avec l'eau vinaigrée, puis un second avec de l'eau salée (un quarteron de sel par livre d'eau).

Si l'asphyxié reste dans un état de mort apparente, il faut le frotter le long de l'épine du dos avec une forte brosse de crin, lui appliquer de la moutarde sur la plante des pieds, faire entrer de l'air dans les poumons en introduisant dans une narine le tuyau d'un soufflet et soufflant pendant qu'on tient l'autre narine fermée. Quand l'asphyxié aura repris ses sens, il sera porté dans un lit chaud et une chambre aérée ; on lui fera prendre quelques cuillerées d'un bon vin. Ces secours administrés promptement seront continués avec persévérance : ce n'est quelquefois qu'au bout de plusieurs heures qu'on a fait revenir les malades. Les asphyxies auxquelles sont sujets les ouvriers occupés dans les mines de charbon de terre, fours à chaux, cuves de raisin, de vin, et des autres liquides qui fermentent, reconnaissent la même cause et demandent les mêmes secours. Ils ne diffèrent pas non plus lorsqu'on aura été asphyxié par un air vicié qui ne peut pas servir à la respiration, comme celui des lieux où se trouvent renfermées beaucoup de personnes, ou qu'on aura été suffoqué par la chaleur; seulement il suffira des moyens les moins énergiques : la gravité des accidens guidera dans leur choix.

II. Secours à donner aux personnes asphyxiées dans des fosses, égouts, etc.

Il faut exposer l'individu asphyxié au grand air; on fera, avec de l'eau vinaigrée, les aspersions déjà indiquées; on frottera l'épine avec une brosse. Si le malade a avalé des liquides contenus dans la fosse, on le fera vomir avec deux grains d'émétique dans trois verres d'eau tiède, ou simplement un verre d'huile. S'il éprouvait des convulsions, on le plongerait dans un bain froid, au sortir duquel on le ferait entrer dans un lit chaud. Si la perte de connaissance persistait, on mettrait de la moutarde à la plante des pieds.

III. Secours à donner aux noyés.

On croit généralement que les noyés périssent à cause de la trop grande quantité d'eau qu'ils avalent; aussi a-t-on la dangereuse habitude de les suspendre par les pieds pour leur faire rendre, dit-on, le liquide entré dans leur poitrine. Rien n'est plus faux; car lorsqu'on ouvre le corps des personnes récemment noyées, on y trouve peu d'eau, assurément trop peu pour causer la mort. On périt, parce qu'on ne peut respirer; que l'air nécessaire à la vie n'entre plus dans les poumons.

Ainsi l'on se gardera bien de secouer fortement ou de pendre par les pieds le noyé, ce qui lui ferait porter le sang à la tête, et le ferait périr d'apoplexie, s'il devait échapper à son accident. Il sera porté sur un brancard, la tête relevée et à l'air, le corps placé sur le côté droit; il serait trop long de le dépouiller de ses vêtemens mouillés, il faut les couper avec des ciseaux. Il sera couché toujours sur le côté droit, dans un lit peu élevé, bassiné, plus haut à la tête qu'aux pieds. On soutiendra la tête du malade comme pour le faire vomir, et l'on fera sortir de la bouche l'eau et tout ce qui pourrait la remplir en y introduisant les doigts. On fait respirer quelque odeur forte, comme l'alcali volatil, ou des allumettes soufrées; on chatouille l'intérieur des narines et les lèvres avec une barbe de plume; pendant qu'on s'occupera de ces soins, on n'en négligera pas d'autres; ainsi, une autre personne s'occupera à réchauffer le corps du noyé. Mais qu'on ne cherche pas à l'obtenir tout de suite, cela suffirait pour rendre tout infructueux; ce n'est que peu à peu qu'il doit récupérer sa chaleur naturelle. On appliquera à la plante des pieds, aux creux des aisselles, aux aines, de la cendre chaude renfermée dans des sachets, des briques chauffées, de la laine, des vessies remplies d'eau chaude, ce qu'on trouvera le plus commode et le plus expéditif. On les promènera successivement sur tout le corps ; on le frottera avec une brosse ou de la flanelle sèche, qu'on pourra ensuite imbiber d'eau-de-vie. Les lavemens sont un secours efficace. On pourra les donner avec trois parties d'eau, une de vinaigre, et un quarteron de sel commun. Il y a des personnes qui les donnent avec de la fumée de tabac ; d'autres regardent ce moyen comme dangereux : c'est pourquoi je vous conseille d'avoir plutôt recours à l'autre, qui peut être aussi efficace sans avoir les mêmes inconvéniens. On peut aussi faire entrer de l'air dans les poumons par le moyen que nous avons déjà indiqué ; on conseille aussi d'appuyer sur la poitrine et le bas-ventre alternativement. Il y a un moyen extrême, lorsque le noyé ne revient pas à la vie : c'est de faire brûler sur le creux de l'estomac, sur les cuisses, les bras, de petits morceaux d'amadou, de coton, etc.

Lorsque, revenu à lui-même, le malade sera en état de boire, et le pourra faire sans trop de difficulté, on lui fera prendre quelques cuillerées de vin chaud.

C'est dans l'emploi de ces secours que la persévérance est surtout nécessaire ; ils ont été quelquefois employés plus de dix heures avant de voir revenir les noyés à la vie.

IV. Secours à donner aux personnes asphyxiées par strangulation.

Les personnes étranglées, suspendues par une corde, périssent par les mêmes raisons que les noyés; le passage de l'air est intercepté, elles ne peuvent plus respirer. Les secours à donner sont aussi les mêmes. Le premier soin sera, bien entendu, de desserrer le nœud, ou de couper la corde. La saignée est utile dans quelques-uns de ces cas. Le médecin seul peut en juger. Je ne vous conseille donc pas une opération à laquelle vous pourriez avoir recours mal à propos.

V. Secours à donner aux personnes asphyxiées par le froid.

Lorsqu'un individu exposé à un froid rigoureux n'a pas assez de force pour réagir contre son action, qui tend à suspendre les fonctions de la vie, il tombe dans un engourdissement général. Il est porté irrésistiblement à dormir, et s'il ne s'agite violemment pour surmonter ce penchant, il s'endort bientôt d'un sommeil dont il ne se réveillera plus; la mort lui succède en peu de temps.

Il faut transporter les personnes ainsi frappées d'une mort encore apparente, enveloppées dans une couverture, la tête découverte, dans le local où l'on peut leur administrer tous les soins convenables.

On croirait que la première indication à remplir serait d'approcher ce corps glacé d'un foyer ardent.... Eh bien ! l'expérience a prouvé que la gangrène se mettait aussitôt dans les parties exposées à la chaleur, et qu'une mort prompte était le résultat d'un pareil secours. Voici ceux que l'expérience et le raisonnement ont consacrés, et que les peuples du Nord, fréquemment exposés à ces sortes d'accidens, emploient avec le plus de succès. On débarrassera le corps de ses vêtemens, on le frottera doucement avec de la neige, en se dirigeant du cœur vers les membres. Quelques minutes après, on remplace la neige par des linges trempés dans l'eau froide, puis dans l'eau dégourdie, puis enfin dans de l'eau tiède. On fait des aspersions sur la figure avec les mêmes liquides. On peut, dans le même but, quand on n'a pas de neige, plonger la personne dans un bain d'eau froide, qu'on rend successivement plus chaude.

Ce n'est qu'après ces premiers sécours qu'on pourra approcher le corps d'un brasier dont on ménagera soigneusement l'influence. On fera marcher de front les moyens applicables dans tous les cas d'asphyxie : le chatouillement des narines, l'insufflation de l'air à l'aide d'un soufflet. Lorsque le corps a perdu sa raideur, que la chaleur commence à revenir, on place la personne dans un lit, on la frotte sur toutes les parties avec une brosse, on lui donne des lavemens d'eau salée, on lui fait boire un bouillon ; ce n'est que quelques heures après que les alimens lui seront permis. Si un membre seulement a été gelé, on bornera la friction à la partie menacée de mort.

VI. Des inhumations précipitées.

Je traite ici un sujet d'un intérêt général. Quel est l'homme qui peut penser sans frémir que les plus chers objets de son affection, que lui même, victimes de la négligence et d'une précipitation coupable, peuvent descendre vivans au tombeau ? Qui ne sait que des personnes crues mortes sont revenues à la vie lorsqu'on allait les ensevelir, ou qu'elles étaient déjà dans le linceul ? Combien ne sont mortes que pour avoir été enterrées trop précipitamment ! On connaît l'aventure tragique qui termina la carrière de l'abbé Prévost. Ce littérateur distingué, se rendant de Paris à Chantilly, fut frappé d'apoplexie. La police fit ouvrir son corps par un chirurgien assez ignorant de ses devoirs pour négliger de constater par lui-même la mort de Prévost. Au moment où l'instrument fut plongé dans son corps, le malheureux fit un mouvement qui indiqua qu'il vivait encore, et il mourut en voyant la manière affreuse dont on lui arrachait la vie. Les journaux ont retenti de l'histoire déplorable de cette jeune fille d'Augsbourg, qui, ayant été enterrée dans un caveau qu'on ouvrit peu de temps après pour y placer quelqu'un de sa famille, fut trouvée étendue sur l'escalier où elle avait expiré après s'être dévoré une main. Vous allez facilement juger pourquoi de telles catastrophes se sont aussi souvent renouvelées. On croit qu'un individu est infailliblement mort si l'on ne sent plus les battemens du cœur et du pouls. Eh bien! on est certain, pour l'avoir vu, qu'on peut vivre plusieurs heures sans qu'il soit possible d'apprécier le moindre battement. On croit que la raideur est toujours un signe de mort : elle en est un, j'en conviens; mais je vous citerai mille cas où elle existe chez des individus qu'on peut encore rappeler à la vie, par exemple chez les personnes gelées, dans certaines convulsions. Il n'est pas plus certain qu'on est mort parce qu'on est froid, qu'il ne l'est qu'on soit vivant parce qu'on est encore chaud; car les noyés sont très-froids, et les asphyxiés sont chauds assez long-temps après leur mort. On place un miroir devant la bouche; s'il n'est pas terni, on en conclut que l'individu n'existe plus. On s'expose à se tromper, ce n'est pas un signe plus certain.

Quel est donc le moins équivoque ? la putréfaction ; mais la salubrité publique ne peut permettre qu'on attende à ce moment pour enterrer les morts ; d'un autre côté, un médecin peut seul décider s'il y a réellement putréfaction ; car des taches violettes, la mauvaise odeur qu'exhale le corps, peuvent en imposer par cet état.

On ne pourra donc pas s'assurer si un homme est véritablement mort ? Si la plupart des signes que nous venons d'énumérer, l'absence du pouls, la raideur, etc., se trouvaient réunis, on peut prononcer que la mort est réelle. Dans le cas où il n'existerait que de manière à laisser des doutes dans l'esprit, il faut concilier ce que la salubrité publique peut permettre avec ce que la prudence, l'humanité et les liens qui nous attachent au mort nous commandent, et ne se décider que sur l'opinion d'un médecin éclairé.

VII. Secours aux personnes brûlées.

Je parle ici des brûlures, parce que cet accident est très-fréquent, et que les charlatans en aggravent souvent le danger par des remèdes incendiaires, lorsqu'il suffit des soins les plus simples pour guérir. La négligence pour soi-même, celle plus coupable encore pour les enfans qu'on laisse jouer auprès du feu, l'usage des couvols, renouvellent chaque jour un malheur. Chaque jour voit arriver dans les hôpitaux de Paris, et périr dans des souffrances atroces, ces malheureuses victimes de l'imprudence.

Lorsqu'on vient de se brûler, soit par du feu, soit par de l'eau bouillante, un métal fondu, etc., la première chose à faire, (si l'on peut être secouru au moment de l'accident), c'est de plonger la partie brûlée dans l'eau aussi froide que possible, y rester plusieurs heures continues, renouvelant l'eau à mesure qu'elle s'échauffe[1]. Si la partie brûlée ne pouvait pas être plongée dans l'eau froide, il faudrait l'asperger continuellement avec une éponge mouillée du même liquide. Après le bain, entourez la partie brûlée avec des linges trempés dans la même eau. Au bout de quelque temps, s'il se forme des cloches, on ne les perce pas, ce qui causerait de grandes douleurs, en privant la peau de son épiderme, et la mettant ainsi à nu : on se contente d'y enfoncer une pointe d'épingle, puis on recouvre la partie de cérat étendu sur un linge fin, du papier brouillard, etc. ; mais retenez bien ceci : s'il y avait plus d'une demi-heure que l'accident soit arrivé lorsque vous y portez le premier remède, gardez-vous de tremper la partie dans l'eau glacée ; vous ne feriez qu'accroître l'inflammation ; il faut panser aussitôt avec du cérat

[1] Il ne faut pas employer ce moyen chez une femme qui serait à ses époques : il pourrait arrêter l'écoulement et avoir par là de graves résultats.

simplement, étendu sur un linge percé de petits trous, pour laisser s'écouler l'humeur de la suppuration, s'il s'en forme. Ces premiers soins seront toujours efficaces; mais si la brûlure couvre une partie du corps, ne vous en rapportez pas à votre seule assistance, car la vie est compromise, et vous avez besoin des avis d'un homme de l'art.

LIVRE IV.

PETIT CATÉCHISME DES MÈRES OU CONSEILS SUR LES SOINS A PRENDRE PENDANT LA GROSSESSE ET L'ALLAITEMENT, LES PRÉJUGÉS A ÉVITER, ETC.

C'est peu de chérir vos enfans, si vous n'éclairez votre tendresse des conseils de la raison et de l'expérience.

BONNES MÈRES !

DE tous les devoirs que vous impose la nature, il n'en est pas de plus doux sans doute à remplir que celui de la maternité, mais il n'en est pas aussi de plus importans. Vous prodiguez à vos enfans tous les soins de la tendresse, mais cette tendresse a besoin d'être éclairée. Des préjugés, des erreurs de toutes sortes assiégent le berceau de ces êtres si chers, mettent en danger leurs jours, ou les empoisonnent sans remède. Recueillez donc avec sollicitude les avis de la raison éclairée par l'expérience; ils vous seront plus utiles que les inspirations d'une tendresse aveugle. Pénétrez-vous bien de l'importance de vos devoirs : vous êtes mères, et vous devez à vos enfans tout votre amour ; mais vous êtes Françaises aussi, et vous devez des hommes à la patrie. Prémunissez ces êtres si faibles contre les dangers qui menacent leur existence : leur assurer une constitution robuste, une santé florissante ; tels doivent être vos premiers soins, telle est la première condition de leur bonheur à venir.

La mère de famille. Faut-il, pendant la grossesse, changer de régime et d'habitude, s'astreindre à un genre de vie nouveau ?

Le médecin. Cela n'est pas nécessaire, et ne serait pas même sans inconvéniens, à moins que le genre de vie qu'on suit ne soit nuisible à la santé ; mais il faut écarter avec soin tout ce qui peut la troubler ; garder, au physique comme au moral, la modération qui peut seule en assurer l'équilibre ; éviter les émotions trop vives, les emportemens des passions, comme les accès de colère, de jalousie ; abstenez-vous des plaisirs du mariage, dont l'abus a souvent causé l'avortement : proscrivez les vêtemens étroits, les liens, buscs, etc. ; ils augmentent la gêne de la circulation des humeurs : faites suivre un exercice modéré d'un sommeil un peu prolongé. Les veilles, les boissons et les alimens excitans vous sont très-nuisibles [1].

La mère. Ayant à nous nourrir nous-mêmes et l'enfant que nous portons, ne devons-nous pas prendre beaucoup plus d'alimens qu'à l'ordinaire?

Le médecin. Une femme enceinte peut, doit même manger abondamment, si son appétit est bon, mais jamais plus qu'il ne lui demande, car, comme on le dit avec raison, ce n'est pas ce qu'on mange qui nourrit, mais ce qu'on digère; or, vous surchargeriez votre estomac d'alimens, qu'il n'en digèrerait toujours que la même quantité; vous le fatigueriez en pure perte, et vous vous exposeriez à des indigestions qui peuvent avoir des résultats très-graves. C'est à quoi s'exposent surtout les femmes que l'attrait d'une gourmandise bien coupable porte à manger avec avidité d'un mets de prédilection. Qu'un faux prétexte ne vous fasse donc pas sortir des bornes de la tempérance : tout est prévu dans notre admirable organisation, et la nature a su, sans qu'il en coûte à la mère, pourvoir à l'accroissement de l'enfant.

La mère. J'ai toujours entendu dire qu'il

[1] La saignée est une des choses dont on abuse le plus dans la grossesse; elle est souvent très-nécessaire, j'en conviens, mais qu'on se persuade bien que des saignées trop copieuses ont les plus graves inconvéniens.

ne fallait pas refuser de satisfaire aux envies et aux appétits impérieux des femmes grosses.

Le médecin. On a attaché une importance superstitieuse à ces envies, et l'on a beaucoup trop exagéré la nécessité de les satisfaire. Il est vrai de dire que, comme toutes les contrariétés sont très-nuisibles à une femme enceinte, il faut s'empresser de lui accorder, faire même des sacrifices pour lui accorder ce qu'elle désire, quand, sur l'avis du médecin, cela ne peut pas lui nuire. Mais elles témoignent quelquefois des désirs si bizarres, dont l'accomplissement peut même, dans certains cas, être tellement funeste, qu'il y aurait certainement plus d'inconvéniens à les satisfaire, qu'il n'y en a à s'y refuser. C'est à la tendresse vigilante de ceux qui vous entourent à tempérer alors la contrariété d'un refus, et à tromper vos désirs en les satisfaisant de quelque autre manière.

La mère. N'y a-t-il pas des précautions particulières à prendre, pendant la grossesse, après l'accouchement, pour se garantir des changemens d'air?

Le médecin. A aucune époque de la vie les changemens, les courans d'air ne sont plus à redouter. C'est surtout contre un air humide, ou le passage subit du chaud au froid qu'il faut se précautionner : tenir les seins très-chaudement. Les nouvelles accouchées sont souvent affectées d'une inflammation douloureuse du sein, vulgairement nommée le poil, qui ne reconnaît pas d'autre cause qu'un courant d'air, l'impression d'un vent froid sur cet organe délicat, dont la sensibilité est alors exaltée.

La mère. La nouvelle accouchée ne doit-elle pas être l'objet de soins particuliers?

Le médecin. La secousse qu'elle vient d'éprouver l'a mise dans un état de susceptibilité qui demande les plus grands ménagemens. Elle sera couchée loin du bruit, dans un appartement salubre, à une douce température; on lui épargnera toute émotion vive : une joie excessive, aussi bien qu'un chagrin vif, sont à redouter dans ces momens-là ; mais sur toute chose, on éloignera tout ce qui peut la contrarier, les personnes qui lui déplaisent, les odeurs qui l'incommodent, tout ce qui peut enfin la faire sortir du calme et du repos qui lui sont nécessaires, au physique comme au moral. Je vous dirai que c'est bien gratuitement qu'on attribue vulgairement en cette occasion des vertus spécifiques à la canne de Provence : la boisson qu'on en fait est légèrement calmante, et rien de plus.

La mère. Lorsque, dans un accouchement difficile, la tête de l'enfant s'est aplatie ou allongée au passage, est-il prudent, comme beaucoup de sages-femmes le pratiquent, de chercher à lui rendre sa forme naturelle?

Le médecin. Ces manipulations ont le plus

grand danger : elles peuvent meurtrir la substance si délicate du cerveau, occasioner une lésion mortelle, ou du moins une altération dont l'enfant se ressentira toute la vie. Il faut laisser ce soin à la nature : on voit, au bout de peu de temps, la tête reprendre d'elle-même la forme qu'elle doit avoir.

La mère. N'y a-t-il pas des cas où l'on croirait l'enfant mort en naissant, et dans lesquels il peut cependant être rappelé à la vie ?

Le médecin. Cela se voit assez fréquemment dans les accouchemens difficiles. Ainsi, lors même que l'enfant serait violet, comme les personnes frappées d'apoplexie, ou qu'une pâleur mortelle serait répandue sur tout son corps ; lors même qu'il serait sans mouvement, sans respiration, que vous ne sentiriez pas son cœur battre, ne désespérez pas de le rappeler à la vie, et ne l'abandonnez pas ; mais envoyez au plus vite chercher un médecin. En attendant ses secours, examinez la bouche de l'enfant : si elle contient des glaires, du sang et autres matières qui interceptent le passage de l'air ; introduisez-y le doigt, et débarrassez-la avec précaution ; puis placez l'enfant sur un lit, la figure découverte et la tête plus haute que le corps.

La mère. Mettant de côté les sentimens que la nature a mis dans le cœur d'une mère, y a-t-il des inconvéniens réels à ne pas nourrir son enfant?

Le médecin. Il y en a de graves. Le lait d'une femme nouvellement accouchée est plus ténu, moins nourrissant qu'il ne le sera plus tard ; il a une qualité purgative qui le rend utile pour faire rendre au nouveau-né les matières noirâtres, appelées méconium, contenues dans les intestins au moment de la naissance. Le lait d'une nourrice (à moins qu'elle ne vienne d'accoucher) n'est pas dans les mêmes conditions : il est épais, trop nourrissant. L'estomac débile du nouveau-né ne peut le digérer ; il lui fait éprouver des indigestions continuelles. Il est tellement vrai que le lait de la mère est le seul qui convienne à l'enfant, qu'on en a vu nourris par une femme robuste, rester chétifs, et reprendre leur vigueur lorsqu'ils étaient rendus au sein de leur mère.

Mais ce n'est pas tout : attendez-vous d'une étrangère la sollicitude d'une mère? Tous ces petits soins dont les jours de l'enfant veulent être protégés, les recevra-t-il d'une mercenaire, qui, faisant passer ses affaires avant les besoins de ces petits malheureux, les laissera sans soins pendant des heures entières, et, pour s'affranchir d'une surveillance assujettissante, les garrottera dans un maillot?

La mère. Mais y a-t-il des inconvéniens pour la mère elle-même à ne pas nourrir?

Le médecin. Il n'est pas douteux qu'on ne s'y soustrait pas toujours sans danger, et c'est trop juste : la nature n'a établi aucune loi sans attacher un châtiment à sa violation. D'abord la fièvre de lait, qui ne se montre pas ou est très-légère chez les mères-nourrices, se déclare avec violence, et quelquefois accompagnée de dangers, chez celles qui ne nourrissent pas. Leurs seins, distendus douloureusement par le lait, s'engorgent ; il s'y forme des abcès. On a vu des femmes qui s'étaient refusées aux devoirs de l'allaitement, lorsque la nature le demandait, devenir folles ; d'autres ont perdu la vue, l'ouïe : fréquemment elles ont été frappées d'apoplexie, ou atteintes de ce fléau redoutable contre lequel l'art est impuissant, le cancer.

La mère. Le genre de vie que mène la nourrice est-il indifférent à la santé de l'enfant?

Le médecin. Non, sans doute : elle doit mener une vie tranquille, se défendre des passions vives, s'abstenir des plaisirs bruyans. Une femme qui donnerait à téter pendant un accès de colère pourrait donner des convulsions à son nourrisson. Il faut, dans la même crainte, éviter de le faire lorsqu'on est en sueur.

La mère. J'ai lu dans le livre sur l'éducation, de J.-J. Rousseau : « L'enfant ne peut « avoir de nouveau mal à craindre du sang « dont il a été formé. » Une mère peut donc nourrir dans tous les cas sans exception?

Le médecin. C'est une erreur de ce grand écrivain, qui a voulu malheureusement traiter de l'éducation physique sans connaître le corps humain; s'il eût connu les lois de notre organisation, il eût su que la santé de la mère nécessite de nombreuses exceptions. Si elle mène un genre de vie insalubre, si elle respire un mauvais air, si elle est infectée d'une de ces cruelles maladies qui se transmettent des parens aux enfans, d'un vice dans la constitution, comme les humeurs froides, la phthisie, elle ne donnera pas à son enfant un lait dans lequel il puiserait le germe de ces cruelles maladies; elle lui préfèrera de même celui d'une nourrice, si elle est d'une santé languissante que pourraient achever d'épuiser les fatigues de l'allaitement, ou si elle a trop peu de lait pour suffire à la subsistance du nourrisson.

La mère. Quand on est réduit à la nécessité de prendre une nourrice, comment faut-il la choisir?

Le médecin. On substituera à une mère maladive et débile une nourrice jeune, vigoureuse, saine, accouchée depuis peu. Vous ne recourrez à l'allaitement artificiel que dans l'impossibilité absolue de vous procurer une femme. On donne alors de préférence à l'enfant une ânesse ou une chèvre blanche.

La mère. Ne faut-il pas attendre que la

fièvre de lait se déclare avant de donner le sein au nouveau-né?

Le médecin. C'est un préjugé vulgaire, mais sans fondement. Il faut donner le sein peu d'heures après la naissance : assez ordinairement c'est quatre à cinq heures après, ou plutôt c'est quand l'enfant, par ses vagissemens et les mouvemens de sa bouche, semble le demander. On le donne plus tard aux enfans nés apoplectiques. On peut, avant de leur donner le sein, leur faire boire un peu d'eau sucrée, ou de vin sucré s'ils sont faibles.

La mère. Ne convient-il pas de mêler au lait des substances plus nourrissantes?

Le médecin. Cela est à propos quand la mère est faible, l'enfant menacé de tomber dans la débilité; qu'on a quelque raison pour prolonger l'allaitement. Hors ces circonstances, on ne se le permettra qu'à l'époque du sevrage. Alors on mêlera au lait de la semouille; on donnera de légers bouillons avec de la fécule; on prépare dans quelques provinces d'épaisses bouillies qui sont une nourriture fort malsaine pour les enfans.

La mère. Y a-t-il des règles fixes relativement au nombre de fois, et aux heures auxquelles il faut donner le sein?

Le médecin. On ne peut pas donner là-dessus des préceptes applicables à tous les cas. Cela dépend de la santé de la nourrice et de celle de l'enfant. Je blâme néanmoins les mères qui, soit par une fausse tendresse, et prenant pour l'expression du besoin les cris naturels à l'enfant dans les premiers momens de son existence, soit même pour se débarrasser de l'importunité de ces cris, donnent à téter à chaque instant, ne laissent pas passer un quart d'heure sans faire prendre à l'enfant une nourriture que son estomac ne lui demande pas.

La mère. A quelle époque faut-il sevrer?

Le médecin. On donne pour précepte de sevrer après l'apparition des vingt premières dents; on peut le faire souvent. Mais il est des enfans chez lesquels les dernières de ces dents se font tellement attendre, qu'il serait absurde de prolonger l'allaitement jusqu'à ce qu'elles se montrent. Neuf mois, c'est le terme moyen.

La mère. Les maillots ont-ils quelque avantage?

Le médecin. Aucun, si ce n'est pour les nourrices mercenaires qu'ils affranchissent d'une surveillance active. On est revenu de cet abus dans nos villes; mais on le retrouve malheureusement dans presque toutes nos campagnes. Le maillot gêne la circulation des humeurs; il gêne la respiration en empêchant la poitrine de s'élever, et l'on a vu des personnes s'en ressentir toute leur vie; il comprime les muscles qui, n'exerçant aucun mouvement, n'acquièrent ni force, ni vigueur; il fait prendre aux os, encore mous et flexibles à cet âge, des directions vicieuses, et l'enfant est estropié pour toute sa vie. Vous pouvez observer que ceux qui ont été ainsi garrottés ont ordinairement les pieds tournés en dedans, et les genoux se frottant l'un contre l'autre. L'enfant qui éprouve un grand malaise s'agite pour sortir de sa position incommode; il crie, et les efforts qu'il fait sont quelquefois assez violens pour occasioner une descente. Enfin un dernier inconvénient très-grave (et je n'ai parlé que des plus ordinaires), c'est qu'on ne peut tenir constamment propre un enfant au maillot.

La mère. Les bains froids sont-ils utiles aux petits enfans, comme l'assure J.-J. Rousseau?

Le médecin. C'est encore une erreur que nous devons mettre tout notre soin à réfuter; car les erreurs font autorité dans la bouche de pareils hommes. Les bains froids sont fortifians pour des êtres déjà forts, oui : mais ils ne peuvent qu'affaiblir des êtres aussi débiles que l'enfant dans la première période de son existence. Le froid tend naturellement à engourdir nos organes, et à les faire tomber dans la stupeur. Pour résister à cette influence énervante, il faut une certaine force dont les enfans ne sont pas susceptibles; il faut que la vie redouble, pour ainsi dire, d'énergie pour combattre le froid qui tend à la faire cesser. C'est cette lutte même de la nature qui développe les forces du corps; c'est ce qui rend les bains froids dangereux pour les enfans trop faibles pour la soutenir. Donnez-leur d'abord des bains tièdes, et rendez-les successivement plus frais, de manière qu'au bout de quelques années ils puissent sans inconvénient les prendre froids.

La mère. Quel régime faut-il faire suivre à l'enfant qui ne prend plus le sein?

Le médecin. Il faut lui donner à manger toutes les fois qu'il manifestera de l'appétit. Mais on tombe plutôt ici dans l'abus du trop que dans celui du trop peu. On surcharge les enfans de mille choses indigestes; on les expose à des indigestions, des inflammations d'intestins, et on leur prépare la plus triste constitution pour l'avenir.

La mère. Qu'y a-t-il de particulier à observer pour leur sommeil?

Le médecin. Il doit être beaucoup plus long que celui des personnes faites; de dix heures au moins. Je dois vous indiquer une précaution qui peut vous paraître minutieuse, mais qui n'est pas sans importance; c'est de ne pas placer le berceau de manière à ce que l'enfant reçoive la lumière de côté; car il tournerait sans cesse la vue de ce côté, un de ses yeux s'exercerait continuellement tandis que l'autre resterait dans l'inaction; il en résulterait qu'il deviendrait louche. Cela arrive souvent.

La mère. Y a-t-il de l'inconvénient à faire marcher l'enfant plus tôt que de coutume?

Le médecin. Rien de plus absurde que les lisières et autres secours artificiels dont on se sert pour faire marcher les enfans. On tiraille leurs petits membres encore peu solides, et on risque de les déboîter; on gêne la respiration et la circulation en comprimant la poitrine et soulevant leurs épaules d'une manière difforme. De plus, leurs petits os, qui n'ont pas acquis la dureté qu'ils auront par la suite, dont plusieurs même ne sont pas encore développés, ploient sous le poids de leurs corps, et leurs jambes se courbent. Il faut donc laisser l'enfant essayer ses propres forces sur un gazon, sur une couverture; le provoquer à marcher; l'y exciter par l'appât de quelque objet agréable, s'il y mettait de la nonchalance. Mais cette apathie ne lui est pas naturelle, et s'il refuse obstinément de faire aucun exercice, s'il est taciturne, morose, on est menacé de le voir devenir rachitique, ou comme on dit vulgairement, *se nouer*.

La mère. Quel régime faut-il faire suivre à un enfant qui menace de *se nouer?*

Le médecin. Ce qu'il y a de mieux à faire c'est de faire habiter la campagne à l'enfant (car ces petits malheureux sortent presque tous des grandes villes). On lui fera respirer un air pur; on l'exposera pendant des journées entières au grand air et à la chaleur bienfaisante du soleil; on le nourrira d'alimens sains, de légumes, de viandes rôties; on lui fera même boire quelques cuillerées d'un bon vin pur. Mais, je le répète, s'ils ne respirent un bon air, ils ne feront que dépérir. Vous devez donc faire tous les sacrifices possibles pour envoyer votre enfant à la campagne : ce serait dépenser son argent bien plus utilement, je vous assure, qu'en drogues. On doit faire suivre le même régime aux enfans atteints d'écrouelles [1].

La mère. Quelles précautions faut-il prendre pour soustraire l'enfant, autant que possible, aux dangers de la dentition?

Le médecin. Il faut que la nourrice et le nourrisson suivent un régime doux, s'abstiennent de tout ce qui pourrait les échauffer. L'usage d'une boisson rafraîchissante, comme l'eau d'orge miellée, est fort profitable. Si l'enfant était constipé, on entretiendrait le cours du ventre par des lavemens donnés avec une décoction de racines de guimauve. Si, ce qui est bien plus commun, l'enfant avait la colique, la diarrhée, on se contenterait de lui faire boire de l'eau

[1] C'est une erreur de croire que les écrouelles soient contagieuses. Si elles attaquent plusieurs personnes réunies, c'est que la même cause agit sur elles. Les parens imbus de ce préjugé envoient loin de chez eux et livrent aux soins de mercenaires ces petits malheureux, dont la guérison ne pourrait être que le résultat des soins les plus assidus.

de riz sucrée, de l'eau de riz en lavement. Il faut bien se garder de faire mâcher à l'enfant des corps durs; on s'est bien trouvé pour cet usage, de l'emploi des figues. Enfin quand l'irritation est portée trop loin, rien de plus propre à la calmer que deux ou trois sangsues sur les gensives gonflées, et des bains tièdes plusieurs fois répétés dans la journée.

La mère. Y a-t-il des moyens de soustraire les enfans aux maladies héréditaires dont sont affectés leurs parens?

Le médecin. Quand le père ou la mère sera affecté de pulmonie, dartres, scrophules, gravelle ou toute autre maladie qui est reconnue ou réputée se transmettre des parens aux enfans, on éloignera ceux-ci de la maison paternelle; car s'ils suivent le même genre de vie, s'ils respirent le même air, s'ils sont soumis enfin à toutes les causes sous l'influence desquelles la maladie s'est déclarée chez les parens, nul doute qu'ils en seront attaqués à leur tour. Il faut donc les dépayser et leur donner une autre profession que celle de leur père.

Puisse ce peu de conseils vous faire comprendre à toutes, ô mères, que c'est peu de chérir vos enfans, si vous n'éclairez votre tendresse des conseils de la raison et de l'expérience!

LIVRE V.

DES CHARLATANS ; L'ABUS DES REMÈDES.

Un médecin reprochait a un charlatan débitant de drogues le métier qu'il faisait. « Monsieur le docteur, sur cent personnes qui entourent mes tréteaux, combien croyez-vous qu'il y en ait jouissant d'un jugement sain et droit ?— Vingt? —C'est trop.—Dix ?—C'est trop encore. » Après quelques contestations, le docteur convint qu'il n'y en avait guère qu'une. « Laissez-moi donc, dit le charlatan, spéculer sur la crédulité des quatre-vingt-dix-neuf autres ; je ne m'oppose pas à ce que le centième vous donne toute sa confiance. »

RICHERAND, *Err. popul.*

Il y a quelque temps qu'étant dans un jardin public, j'entendis, entre un bon bourgeois et un médecin, la conversation suivante :

Le médecin. Est-ce bien toi, mon pauvre Bonnard, eh! d'où te vient ce teint blême...

. . . . Ce visage enfin plus pâle qu'un rentier
A l'aspect d'un arrêt qui retranche un quartier?

Bonnard. J'ai honte de te l'avouer; je sors des mains d'un misérable charlatan, qui a prétendu me guérir *infailliblement* de certaine infirmité que tu jugeais *inguérissable*, qui, pour une qu'il a prétendu m'ôter, m'en a donné mille.

Le médecin. Il a spéculé sur la crédulité, comme il spécule sur celle des quatre-vingt-dix-neuf centièmes des hommes. Mais comment toi, homme de sens, as-tu pu te laisser aveugler...

Le bourgeois. En vérité, mon ami, c'est qu'il y avait de quoi me convaincre; quand je te dirai qu'il devina mon mal *à la seule inspection de mon urine.*

Le médecin. Ah! ah! j'entends, tu as eu affaire à *un médecin d'urine!* O dix-neuvième siècle, tu l'entends! Eh quoi! tu nous vois souvent embarrassés pour prononcer sur la nature des maladies, nous médecins, qui avons consacré toute notre vie à l'étude du corps humain et des infirmités qui l'affligent; et tu prétends, toi, qu'un ignorant qui ne connaît pas plus la machine humaine que tu ne connais le *Koran*, connaîtra la maladie à la seule inspection des urines! Je t'assure bien, moi, qui n'ai aucun intérêt à te tromper, qu'elles ne fournissent le plus souvent qu'un signe équivoque : encore faut il qu'on tienne compte (ce que ton médicastre ne saurait faire) du tempérament, de l'âge, du climat, de la manière de vivre, etc. Tu vas juger comme ils sont en état de tenir compte de toutes ces circonstances. Un de ces charlatans débitait sa science dans un village où se trouvait, pour son malheur, un malin qui, moins crédule que ses confrères, voulut savoir à quoi s'en tenir sur la science du fameux docteur. Il lui présenta mêlées dans une fiole de l'urine de brebis et de cheval. Notre savant déclara que c'était l'urine d'une jeune femme grosse, menacée d'une maladie très-grave. Es-tu sans savoir d'ailleurs que ces jongleurs ne marchent qu'environnés de compères qui vous questionnent insidieusement et savent dejà tout ce qu'ils veulent savoir avant qu'on ait consulté le guérisseur ?

Un de ces hommes avait acquis à Paris, dans le peuple des crédules, une réputation d'infaillibilité sans exemple. Des gens sensés, scandalisés des succès du charlatan, voulurent le démasquer, et chose leur fut facile. Ils attrapèrent le fourbe caché derrière une cloison très-mince, et y écoutant ce que son habile femme faisait dire aux croyans qui venaient le consulter, feignant de prendre compassion à leurs maux. Comme les malades ne tarissent guère sur ce chapitre, il n'était pas difficile à la commère de leur faire tout dire, et au compère à l'affût derrière la cloison de tout entendre. Les patiens étant introduits dans son cabinet, il leur débitait gravement tout ce qu'ils avaient raconté à sa femme, et chacun d'eux de se récrier sur sa science [1] ! Mais revenons à

[1] Un genre de charlatanisme qui n'obtient pas moins de faveur, dans les campagnes surtout, c'est celui des rebouteurs, espèce de gens qui traitent les maladies des os, fractures, entorses, etc. On sent

toi, Bonnard : sûrement qu'après avoir deviné ta maladie, il te fit acheter ta santé en *petits paquets?*

Le bourgeois. Il possédait, disait-il, *le seul spécifique* contre les maux.

Le médecin. Ce n'est pas sûrement le premier auquel tu l'aies entendu dire. Le cas est au moins fort embarrassant pour ceux qui ont de la foi : car on en trouve de par le monde des centaines qui vous assureront posséder, chacun en particulier et à *eux seuls, le spécifique* de nos maux : comme si d'ailleurs le même remède pouvait guérir des maladies si différentes les unes des autres! comme s'il produisait le même effet sur le robuste laboureur et sur l'habitant efféminé des villes!

Le bourgeois. Cependant le remède qu'il me donna me fit rendre beaucoup de *bile et d'humeurs.*

Le médecin. Cela ne m'étonne pas. Tiens, prends une prise... Ne vois-tu pas que ce tabac, irritant l'intérieur de tes narines, y fait affluer, quoiqu'elles fussent sèches tout à l'heure, une grande abondance d'humeurs? Eh bien, il en est de même de ta drogue :

le danger qu'il y a à exercer des efforts, à tirailler les organes dont on ignore la structure et la position. Néanmoins, on vante leurs succès: mais le cas, je pense, où ils guérissent le plus souvent, c'est lorsqu'il n'y a rien de cassé (bien qu'ils laissent croire le contraire).

tu as pris pour un bienfait du remède l'expulsion des humeurs que lui seul avait fait affluer dans tes intestins; mais cette bile, dont vous cherchez à vous débarrasser comme de votre plus cruel ennemi, est aussi utile à la digestion que la langue l'est à la parole. Tout a un but dans le chef-d'œuvre de la création. Je sais bien que les plus beaux raisonnemens ne détourneront jamais certaines gens, par exemple, de la louable habitude de se *purger régulièrement,* au moins *une fois l'an,* ce qui fait dire au philosophe Montaigne : « Ordonnez une purgation à votre cervelle, elle sera mieux appliquée qu'à votre estomac. » Mais toi, mon cher Bonnard, que je ne veux pas voir grossir le nombre de ces Purgons, mets-toi bien dans la tête que les remèdes sont ennemis de notre corps quand ils ne lui sont pas indispensablement nécessaires; que tous ces remèdes prétendus *secrets* ou nouveaux sont tous examinés par les facultés de médecine : qu'on n'y a jamais trouvé que des substances connues depuis des siècles, mais tombées dans l'oubli depuis longues années, et dont la bizarrerie fait souvent tout le crédit auprès des esprits superstitieux.

Le bourgeois. Je conçois qu'il serait dangereux d'avaler sans nécessité des corps dont on ne connaît pas l'action sur nos organes, mais il est certaines pratiques habituelles aux personnes soigneuses de leur santé, qui sont bien innocentes, ce me semble; par exemple, l'habitude de *se faire saigner dans certaines saisons...*

Le médecin. Détrompe-toi. Rien de ce qui se répète fréquemment n'a qu'une petite influence sur notre constitution : la saignée jette les vieillards dans un affaiblissement extrême; elle épuise les jeunes gens : enfin, comme toute habitude, elle a cela de mauvais que, le corps y étant habitué, quelque pernicieuse qu'en soit la pratique, on ne la supprime pas sans danger.

Mais, Bonnard, j'aurais bien à faire, si je voulais combattre ici tous les préjugés; et, sans aller plus loin, ton front, sur lequel la petite vérole a imprimé ses ravages, me fournirait un beau champ à discourir; j'en laisse le soin à de plus habiles [1]. Un malade m'at-

[1] Voyez le dialogue entre un médecin et un père de famille sur la vaccine, ouvrage couronné par la société pour l'instruction populaire. Mais il est des gens dont les préjugés indéracinables ne céderont jamais au raisonnement. Ils prétendront que la variole est une affection dépuratoire (mot ridicule et vide de sens) nécessaire à l'espèce humaine. La rougeole, la coqueluche, les accidens de la dentition, peuvent avoir lieu pendant la vaccine : mille dérangemens tout-à-fait étrangers à cette opération peuvent attaquer la santé; ils ne manqueront pas de l'attribuer au vaccin, comme s'il devait préserver de tous maux. Souvent le vaccin était altéré, l'opération était mal faite, ou bien l'on y avait recours trop tard; lorsque déjà le germe de la petite vérole était dans le corps; celle-ci éclatait, et on publiait

tend; au revoir, Bonnard : Dieu te préserve des charlatans et des préjugés!

que des enfans vaccinés avaient eu la petite vérole : que de fois on a pris pour celle-ci une éruption qui se montre sous le même aspect, que les médécins appellent varicelle, mais que n'accompagne jamais aucun danger! Mais quand la vaccine eût été nuisible, ou n'eût pas préservé quelques personnes, serait-ce comparable aux suites désastreuses qu'amène la petite vérole, à la mortalité effrayante qui l'accompagne? Elle enlevait autrefois en France, année commune, quatre-vingt-mille individus : l'épidémie de 1798 fit mourir treize à quatorze mille personnes à Paris. Le sort de ceux qui survivaient était souvent plus déplorable. En 1772, un tondeur de drap de Sédan eut six enfans malades à la fois; l'un fut borgne, les cinq autres aveugles : la phthisie, les caries, le marasme, etc., en étaient les fréquens résultats. Depuis l'introduction de cette précieuse découverte en France, on a vu les départemens où elle était en pratique augmenter considérablement en population.

LIVRE VI.

DE L'INFLUENCE DES PASSIONS SUR LA SANTÉ.

La tempérance rend le caractère doux et clément, conserve la sérénité de l'âme, la raison, rend les affections plus chastes et les mœurs plus pures. On conserve mieux l'ordre, on est moins impétueux dans ses passions, on sait mieux se conduire avec prudence.

ARISTOTE.

Je n'aurais pas rempli ma tâche envers vous, mes chers amis, si, après vous avoir éclairé sur les dangers qui compromettent votre santé; je ne vous parlais pas des vices et des passions qui ont sur elle une influence si grande. Ce n'est pas un discours de morale que je veux vous faire : je laisse aux chefs de famille, à vos pasteurs, le soin de vous tracer et de vous faire chérir les devoirs que votre conscience, votre religion, votre condition d'hommes en société vous imposent : je veux uniquement essayer de vous faire comprendre qu'il est de votre intérêt d'accomplir ces devoirs; qu'en suivant le torrent des passions et des vices, vous ne vous rendez pas seulement coupables envers les autres, mais que vous devenez les bourreaux de votre corps, les plus cruels ennemis de vous-mêmes.

Mais de quoi ne parlerais-je pas, s'il fallait indiquer ici toutes les choses dont nous nous sommes fait des armes contre nous-mêmes! De quoi n'avons-nous pas abusé! Des plus nobles sentimens sont nés les passions les plus basses. L'émulation et l'amour de la gloire ont produit l'envie et l'ambition, qui, semblables à un ver rongeur, ne laissent pas à celui qu'elles tourmentent un instant de repos. Ses nuits sont de longues insomnies; absorbé par l'objet qui l'occupe et l'inquiète, il néglige tout soin de sa santé; mais son physique s'en ressent bientôt : ses joues se creusent, son teint est livide, son appétit se perd; il devient hypochondriaque, et le plus souvent des obstructions, une maladie de foie, mettent fin à son existence, à un âge où il devrait en jouir dans toute sa plénitude.

La colère n'a pas des effets moins funestes : on cite des maladies contractées subitement et même des morts survenues pendant de violens accès de colère.

Mais cette perversion n'a pas atteint seulement notre moral; elle s'est étendue sur les besoins les plus essentiels à la vie, et l'intempérance a moissonné plus d'hommes que la guerre, la peste et tous les fléaux de l'humanité. Est-il une passion plus vile que l'ivrognerie? En est-il une plus déplorable par sa conséquence?

Voyez cet homme portant empreint sur son visage le tableau de sa dégradation : sa face se couvre d'éruptions, ses lèvres sont gonflées et pendantes, son haleine fétide; ses mains tremblent, sa marche est vacillante; il est sale, crapuleux; il dort mal, a des insomnies, se lève avec des maux de tête. Des coliques, des vomissemens le tourmentent. Son physique tombe en ruines, et avec lui son moral : il succombe dans le dernier degré d'abrutissement. Une attaque d'apoplexie, une hydropisie, mettent le plus souvent fin à son existence; la folie a souvent été la suite de ce vice. Sur deux cent soixante-quatre femmes folles enfermées à l'hospice de la Salpêtrière, à Paris, vingt-six l'étaient devenues par ivrognerie. Ce nombre est sûrement plus grand chez les hommes.

On conservait à Londres une liste de personnes mortes subitement par abus du vin. Leur nombre était bien capable d'effrayer les ivrognes. Que n'ont-ils sans cesse présens à l'esprit d'aussi terribles exemples!

Ainsi, quand la morale ne nous ferait pas

une loi de la tempérance, les châtimens attachés à l'intempérance devraient suffire pour nous en éloigner. C'est ce que semblent le plus avoir oublié, ou plutôt, c'est ce que reconnaissent trop tard ces hommes débauchés qui font des jouissances de l'amour une si révoltante profanation : êtres dégradés, ayant perdu dans une vie molle et sacrifié à d'indignes voluptés cette énergie de caractère, ressort de nos actions ; leurs sens émoussés, leur intelligence affaiblie, ne leur font plus éprouver aucun sentiment de plaisir ou de peine.

Mais cette dégradation morale a été précédée, est accompagnée de celle du corps. La ruine de la santé est le premier fruit du libertinage. Le misérable traîne au milieu des infirmités un corps cassé avant l'âge : trop heureux encore s'il a échappé aux ravages de cette maladie terrible, fatal châtiment que la nature a attaché à l'abus des plaisirs qu'elle nous avait accordés.

Je devrais parler ici de ce vice funeste minant la société dans sa fleur et menaçant de ne lui donner que des êtres avortés, inhabiles à lui rendre des services : mais les ravages, les progrès même de ce fléau, malgré tant de conseils donnés, tant de livres écrits, nous laissent la triste conviction que, pâtures dangereuses pour des imaginations vierges encore, ces livres n'ont jamais ramené les malheureux dominés par leurs funestes habitudes; que la vigilance paternelle et les inclinations vertueuses de l'enfant sont les seules garanties sur lesquelles on puisse compter.

Mais détournons les yeux de ces tristes peintures, et reposons-les sur quelque image plus consolante. Voyez ce sage, dont la douceur, la bonté répandent le bonheur sur tout ce qui l'entoure; dont la prudence a toujours réglé les actions, qui a toujours su faire régner l'ordre dans ses affaires, les bonnes mœurs dans sa maison : c'est un homme tempérant!

Oui, mes amis, tel est le pouvoir de la tempérance; et je vous en prends vous-mêmes à témoin : voyez-vous celui qui en suit les lois se rendre coupable des crimes qui affligent la société? N'est-ce pas contre l'homme abandonné à ses passions et à ses vices que nos tribunaux ont constamment à sévir? Comparez donc la considération dont jouit l'un, avec l'opprobre dont l'autre se couvre. Voyez d'un côté les souffrances, les maladies, la mort, faire de l'homme intempérant leur triste victime : de l'autre, un corps sain, une santé florissante conduisant l'homme tempérant à une longue et heureuse vieillesse. Qui de vous alors ne sera convaincu que dans la modération et l'empire sur ses passions consiste le vrai bonheur, que notre intérêt même nous dicte d'être tempérant dans les plaisirs pour les goûter plus long-temps, je dis plus, pour goûter les jouissances réelles? Ecoutons la fable :

. . . Mon cher enfant, retiens cette maxime :
Quiconque jouit trop est bientôt dégoûté;
Il faut au bonheur du régime.

FLORIAN.

FIN.

TABLE.

LIVRE PREMIER.

LIVRE II.

LIVRE III.

SECTION PREMIÈRE.

SECTION II.

SECTION III.

LIVRE IV.

LIVRE V.

LIVRE VI.

FIN DE LA TABLE.

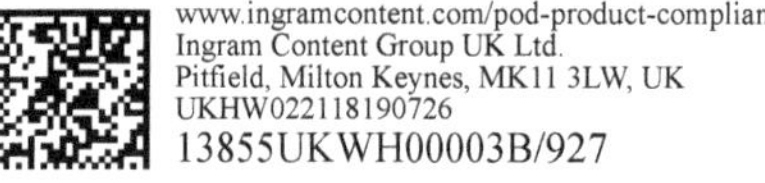
www.ingramcontent.com/pod-product-compliance
Ingram Content Group UK Ltd.
Pitfield, Milton Keynes, MK11 3LW, UK
UKHW022118190726
13855UKWH00003B/927

9 782013 069816